AF499618

ANTISEPTIQUES ET MALADIES INFECTIEUSES

DU CUIVRE

CONTRE

LE CHOLÉRA

ET

LA FIÈVRE TYPHOÏDE

PRÉSERVATION ET TRAITEMENT

PAR

V. BURQ

Docteur en médecine de la Faculté de Paris
Lauréat de la Faculté de médecine, de la Société de biologie,
de l'Académie de médecine, etc.
CHEVALIER DE LA LEGION D'HONNEUR.

PARIS

A. DELAHAYE ET E. LECROSNIER, ÉDITEURS

PLACE DE L'ÉCOLE-DE-MÉDECINE

1884

ANTISEPTIQUES & MALADIES INFECTIEUSES

DU CUIVRE

CONTRE

LE CHOLÉRA

ET

LA FIÈVRE TYPHOÏDE

PRÉSERVATION ET TRAITEMENT

PARIS

TYPOGRAPHIE GEORGES CHAMEROT

19, rue des Saints-Pères, 19

ANTISEPTIQUES ET MALADIES INFECTIEUSES

DU CUIVRE

CONTRE

LE CHOLÉRA

ET

LA FIÈVRE TYPHOÏDE

PRÉSERVATION ET TRAITEMENT

PAR

V. BURQ

Docteur en médecine de la Faculté de Paris
Lauréat de la Faculté de médecine, de la Société de biologie,
de l'Académie de médecine, etc.
CHEVALIER DE LA LÉGION D'HONNEUR.

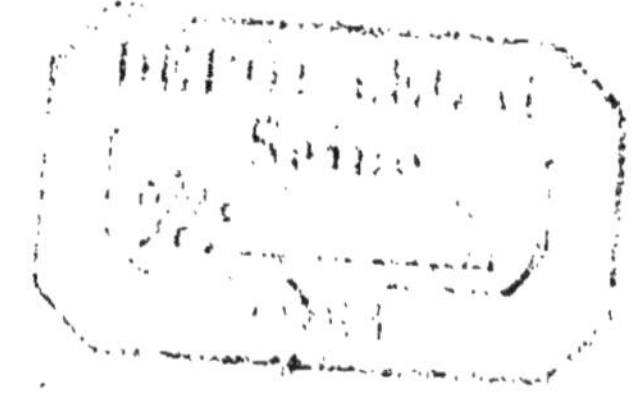

PARIS

A. DELAHAYE ET E. LECROSNIER, ÉDITEURS

PLACE DE L'ÉCOLE-DE-MÉDECINE

—

1884

AVANT-PROPOS

Quand un homme a passé plus de trente années de sa vie à soutenir une thèse, parce que à chaque nouveau pas qu'il faisait il ne pouvait se défendre d'y voir la preuve qu'elle était aussi féconde que fondée ;

Quand, malgré l'hostilité suscitée en haut lieu par les dénégations d'un puissant confrère qui avait reçu la mission, *qu'il n'accomplit jamais,* de contrôler les faits qui avaient servi de base à cette thèse ; quand, malgré l'opposition systématique des corps savants et des autorités de toute sorte, malgré les fins de non-recevoir sous toutes les formes, malgré les critiques les plus acerbes et souvent pis, malgré, enfin, les dénis de justice les plus révoltants, cet homme a continué ses recherches parce qu'il espérait y trouver la solution d'un problème non moins profitable à l'humanité que celui résolu par Jenner au moyen d'observations semblables ;

Quand, non content d'avoir obtenu une sorte de consensus plébiscitaire de la part d'innombrables témoins, qu'il avait comme sommés publiquement dans les plus grands journaux politiques de l'époque d'avoir à déclarer si OUI ou NON les faits mis à leur compte étaient fondés, cet homme compromit plus d'une fois ses intérêts et s'en alla, sans la moindre feuille de route ministérielle, risquer sa vie dans des entreprises semblables à celle que, le 14 *octobre* 1853, le célèbre publiciste du temps, E. de Girardin, annonçait en première page de la *Presse* dans ces termes :

« M. le docteur Burq, dont nous insérons la lettre, est parti, à ses risques et périls, quittant ses malades, pour aller faire de la préservation cholérique en Angleterre où sévit le choléra. Devant un tel acte de conviction, de dévouement et de désintéressement, nous n'avons pas dû nous arrêter à la question de savoir si la lettre qu'on va lire n'était pas trop longue et trop spéciale pour être insérée dans un journal politique; nous la publions. » — Suivaient cinq grandes colonnes en petit texte signées de notre nom;

Quand, blanchi par les années, pliant sous le poids d'infirmités qui lui ordonnent le repos et réduit aux conditions plus que modestes d'une vie restée solitaire, parce qu'il ne voulut jamais associer une famille à ses aventures, ce même homme s'acharne encore à poursuivre sa démonstration sans qu'on puisse soupçonner ni sa raison, ni son désintéressement, et, ne pouvant plus mettre au service de l'idée dont il s'est fait l'apôtre l'activité et les forces de ses jeunes années, s'ingénie à suppléer à tout ce qui lui manque par des moyens à sa portée ;

Quand, enfin, une grande administration, émue d'une telle persévérance, a ordonné des enquêtes à la suite desquelles les annales du Conseil d'hygiène de la Seine se sont enrichies de rapports comme ceux de MM. Vernois et Devergie sur l'*Immunité cholérique des ouvriers en cuivre*, deux choses, ce nous semble, s'imposent : premièrement, le respect des convictions de cet homme, si ce n'est de sa personne même, par tous ceux qui ont en honneur le travail libre et ne sont point hantés par l'envie; secondement, un sérieux examen de la question par les juges auxquels incombe la haute mission d'éclairer l'opinion publique. Cet acte de réparation, qui s'est fait si longtemps attendre, nous l'attendons aujourd'hui avec confiance parce que le savant auquel l'Académie de médecine a cette fois renvoyé notre dossier a nom H. Bouley.

PRÉFACE

La présente publication est extraite, pour la plus grande part, d'une série d'articles qui ont paru, dans la *Gazette des hôpitaux*, dans la *Gazette médicale* et dans les *Comptes rendus* des Sociétés savantes, à la suite de deux lectures faites par l'auteur à la tribune de l'Académie, sur l'*Immunité cuprique dans les maladies infectieuses*, et de différentes communications qu'il a eu l'honneur soit d'adresser à cette même Compagnie et à l'Académie des sciences, par l'organe de M. le professeur Bouley, soit de faire personnellement à la Société de biologie sur cette même question et sur d'autres. Il a été ajouté seulement à ces articles quelques parties, supprimées dans le texte primitif au profit de plus essentielles, et *certaines appréciations* qui ne pouvaient y figurer, à moins de subir une atténuation à laquelle pouvait se plier d'autant moins la défense que ses droits avaient été outrageusement violés au moment où, après de laborieuses enquêtes, elle venait opposer les faits probants que l'on verra aux attaques qui s'étaient produites en toute liberté à la tribune de l'Académie et ailleurs. De plus, la question du traitement du choléra par le cuivre, qui n'y figurait que comme en passant, remplira ici la place qui lui revient après celle de la prophylaxie, qui, essentiellement distincte et nullement solidaire, faisons-le remarquer, d'ores et déjà doit, elle, rester en première ligne, tant à cause de sa prépondérance que de l'étude plus complète qui en a été faite.

L'ouvrage a été divisé en trois parties ou chapitres. Le premier comprend, en abrégé, tout ce qui est relatif à la question du Choléra —*prophylaxie* et *traitement cuprique*, — depuis l'année 1849, où le cuivre fit pour la première fois ses preuves sur les cholériques, jusque vers le milieu de 1883. C'est une sorte d'historique comme celui que nous fîmes, en 1878, dans le débat porté devant le Congrès international d'hygiène de Paris, et qui n'occupe pas moins de 24 pages in-4° (de p. 385 à p. 408) dans le deuxième volume de ses comptes rendus sténographiques sous la rubrique : *De l'immunité cholérique des ouvriers en cuivre.*

Les expériences qui furent faites, en 1865, à l'asile des aliénés de Marseille par le docteur Lisle et, en 1866, par le docteur Horteloup, à l'Hôtel-Dieu, par les docteurs Pellarin, Blandet, Arnal, Dufraigne, etc., y sont fidèlement résumées.

Le second chapitre est consacré à la prophylaxie cuprique professionnelle de la fièvre typhoïde et des maladies infectieuses en général. Y figurent, au premier plan, les enquêtes que nous avons faites à Bornel et à Paris sur les ouvriers en métal blanc et les ouvriers en cuivre, tout seul ou allié au zinc et à l'étain, à l'effet : 1° de répondre aux attaques du docteur Bailly ; 2° de faire encore une fois bonne justice de cette opinion légendaire que le cuivre et ses dérivés sont toxiques au premier chef.

On trouvera, dans cette deuxième partie, une exposition des premières tentatives faites en vue d'appliquer aussi les sels de cuivre au traitement de la fièvre typhoïde.

Le troisième chapitre contient : 1° les enquêtes complémentaires que nous avons été amené à faire sur les chaudronniers de Villedieu et de Durfort, puis sur les horlogers du Haut-Rhin et du Doubs, par les négations de MM. Vulpian, Bochefontaine, de Pietra-Santa, Mégnin, etc. ; 2° une note topique de M. le docteur Miquel, chef des travaux micrographiques de l'observatoire de Montsouris, sur les propriétés antiseptiques des sels de cuivre, en réponse aux expériences négatives instituées dans le laboratoire de M. Vulpian ; 3° un résumé des expériences cliniques confirmatives qui ont été faites par le docteur Charpentier à la Clinique d'accouchements ; 4° une réfutation en règle des conséquences que nos adversaires ont prétendu tirer de la mort de l'infortuné Thuillier contre la préservation cuprique *provoquée* ; 5° toutes les discussions qui ont eu lieu devant la Société de biologie ; 6° les rapports *in extenso* de MM. Vernois et Devergie au Conseil d'hygiène sur l'immunité cholérique des ouvriers en cuivre.

Enquêtes, observations, pour ou contre, et discussions ont été rapportées ou analysées avec une fidélité qui défie tout contrôle.

CHAPITRE PREMIER

CHOLÉRA

IMMUNITÉ DES OUVRIERS EN CUIVRE

Première lecture

FAITE LE 14 AOUT 1883 A L'ACADÉMIE DE MÉDECINE.

« Quelque extraordinaire au premier abord que puisse paraître l'action du cuivre contre l'invasion du choléra, les faits sont si nombreux, étudiés avec tant de soin qu'on ne saurait nier, au moins jusqu'à ce jour à Paris, le fait même de la coïncidence du petit nombre de cholériques avec les professions à cuivre.

« VERNOIS. » *Rapport au Conseil d'hygiène*, juillet 1869.

« L'épidémie de 1873 n'a fait que confirmer les allégations du docteur Burq.

« En résumé, les fondeurs en cuivre jouissent d'une immunité complète lorsqu'ils continuent leur travail pendant les épidémies de choléra. Il en est de même de tous les ouvriers qui, dans leur travail, se trouvent au milieu d'une atmosphère cuivreuse.

« DEVERGIE. » *Rapport au Conseil d'hygiène*, mars 1876.

Dans une récente communication aux Académies des sciences et de médecine, M. Fauvel a dit éloquemment ce que l'Angleterre aurait dû faire et ce qu'elle n'a point fait pour empêcher le choléra de pénétrer en Égypte. Après avoir flétri, comme il convenait, l'esprit de mercantilisme qui vaut à l'Europe les cruelles appréhensions qu'elle éprouve en ce moment, notre éminent confrère a discouru avec sa grande compétence sur les chances que nous avons d'échapper à l'épidémie, et il nous a presque promis une délivrance de nos angoisses à bref délai. Que Dieu l'entende et l'exauce ! Mais, si son optimisme venait à se trouver en défaut, M. Fauvel n'a point dit ce qu'il conviendrait de faire pour se prémunir contre le fléau autrement que par des prescriptions hygiéniques très bonnes et très sages en soi, mais qui, pas plus que leurs devancières, n'empêcheraient point la maladie de se développer, une fois déclarée. Oubliant un peu trop qu'il n'est plus de mise de taire les espérances qui sont nées de nos recherches sur l'immunité cholérique des ouvriers en cuivre, maintenant que des savants, anciens membres de l'Académie, s'y sont associés, M. Fauvel s'est abstenu d'en parler. Cependant nous avions eu le soin de les lui rappeler et de lui faire observer que les enseignements qui résultent de l'immunité susdite seraient particulièrement précieux pour rassurer, le cas échéant, les populations, hantées qu'elles sont aujourd'hui par les idées de contagion.

Il y a dans ce silence, que très vraisemblablement nous n'aurons point été le seul à remarquer, une lacune regrettable, ce nous semble. C'est pour la combler et obéir à la pensée de faire porter ici aux faits tous leurs fruits qui, comme nous le disions devant le Congrès international d'hygiène de Paris, ne nous quitta plus après qu'il nous eût été donné, dans l'épidémie de 1865, d'être témoin de la sécurité complète qu'avait donnée aux ouvriers en cuivre de l'arsenal de Toulon la notion du résultat de nos enquêtes, que nous avons sollicité l'honneur de monter à cette tribune.

Quelque intérêt qu'il pût y avoir à le faire, nous ne nous attarderons pas, en ce moment, à tracer l'historique de la question et à dire les phases par lesquelles elle a passé, depuis plus de trente années qu'elle prit naissance. Nous ne reviendrons point non plus sur les quelques faits qui nous furent opposés dans le temps, notamment sur la statistique d'un honorable membre de l'Académie, qui trouva crédit après l'épidémie de 1865-1866. Nous avons démontré, au moment voulu, dans la *Gazette des hôpitaux* et, un peu plus tard, dans notre ouvrage, *Du cuivre contre le choléra*, puis une enquête de la Préfecture de police et le rapport de M. Vernois, qui s'en est suivi, ont établi sans réplique : que la statistique des prétendus ouvriers en cuivre, traités à l'hôpital Saint-Antoine par M. Mesnet, ne valait pas mieux que celle, envoyée de Calcutta par Honigberger, où l'on voit des menuisiers, des carrossiers et des potiers côte à côte avec des chaudronniers (1).

Ce que nous voulons, ce qui importe à cette heure c'est de bien préciser les faits, d'en déduire les conséquences pratiques et dire quelles sont celles qui ont reçu un commencement d'exécution.

(1) On trouvera plus loin la discussion sur laquelle nous ne pouvions revenir à la tribune de l'Académie.

ÉTAT ACTUEL DE LA QUESTION

A. *Préservation professionnelle par le cuivre.*

Il a été démontré : Par des observations et des faits sans nombre, vérifiés et souvent attestés hautement par tous ceux, médecins, savants et grands industriels, qui, en France, en Angleterre, en Suède, en Russie, en Espagne, en Italie, etc., s'étaient donné la peine d'y regarder de près ;

Par les statistiques des décès cholériques dressées par Blondel, à l'Assistance publique, et par Trébuchet, à la Préfecture de police ;

Par une enquête ordonnée, après l'épidémie de 1865-1866, qui fut exécutée par les propres agents de la Préfecture de police ;

Par trois rapports au Conseil d'hygiène, le premier de Michel Lévy, en 1861, le deuxième de Vernois, en 1869, et le troisième de Devergie, en 1876 ;

Par un quatrième rapport fait, en 1873, par M. le docteur Pauchon à la Société de médecine de Marseille sur l'enquête que nous avions été faire en personne à Marseille, à Toulon, à la Seyne et à Aubagne, au cours de l'épidémie de 1865 ;

Par des renseignements envoyés du berceau même de la maladie par le R. P. Damien, à la fois médecin et missionnaire apostolique à Bagdad ;

Enfin, par le *consensus* unanime de tous ceux, ouvriers comme patrons, qui appartiennent aux différentes industries où le cuivre est mis en œuvre, consensus dont témoigne si hautement ce fait que *jamais,* malgré la très grande publicité donnée à nos recherches, jamais aucun d'eux ne vint s'inscrire en faux contre nos assertions ;

Il a été démontré, disons-nous, de la manière la plus irréfragable : Que tous les individus soumis par leur profession ou leur cohabitation à une absorption journalière de poussières de cuivre, mais sans qu'intervienne une cause quelconque pouvant atténuer les effets de l'action de ces poussières, les annihiler même complètement, ainsi que peut le faire un chômage prolongé, ou bien agir en sens inverse, comme des purgations intempestives, des conditions hygiéniques exceptionnellement mauvaises, etc., tous ces individus jouissent *généralement* par rapport au choléra d'une immunité proportionnelle au degré d'imprégnation cuprique qu'ils ont acquise *au moment même où sévit la maladie*, et que les exceptions — *il en existe* — sont, pour le moins, tout aussi rares que celles de personnes bien et dûment vaccinées qui contractent encore la petite vérole.

En tête de la préservation marchent les ouvriers chez lesquels une imprégnation cuprique indubitable est souvent attestée par la coloration caractéristique de la peau, de la barbe ou des cheveux, les fabricants d'instruments de musique et d'optique *en cuivre*, les chaudronniers *véritables*, — nous voulons dire ceux qui façonnent le cuivre, et non point ceux qui seulement l'étament, raccommodent ou vendent des ustensiles de ce métal, et, encore moins, les ouvriers tôliers, désignés aussi sous le nom de chaudronniers, — les mineurs, les polisseurs à sec, les tourneurs au pied d'objets bien finis, les monteurs en bronze, les fondeurs, etc., etc.; tout au bas de l'échelle sont les graveurs, les bijoutiers, les horlogers, les découpeurs, les boutonniers, etc.; et au milieu les ciseleurs, les tourneurs à la machine, qui ne fait point, elle, de poussières, les fabricants de porte-plume et d'œillets métalliques, la grande orfèvrerie et bijouterie en faux, etc.

La préservation est encore manifeste pour la plupart de ceux qui vivent au voisinage de fonderies ou d'industries d'où s'échappent, en abondance, des poussières ou bien des vapeurs de cuivre. C'est ainsi sans doute que la ville d'Aubagne, bien que distante de Marseille seulement de 19 kilomètres et sur la route que le choléra a constamment suivie pour se rendre de Marseille à Toulon et réciproquement, a toujours été respectée grâce aux nombreux fours à poterie, qui lui forment comme une enceinte, dans lesquels sont constamment des émaux de cuivre en fusion.

L'immunité cholérique a été aussi très marquée pour les musiciens de profession qui jouent des instruments en cuivre, pour les trompettes et clairons de l'armée.

Et tandis que les ouvriers en cuivre sont épargnés, tandis que, par exemple, dans l'épidémie de 1865, qui fit à Toulon tant de victimes, environ 1,200 ouvriers de cette catégorie étaient respectés par le fléau, tant à l'arsenal que dans les ateliers de la Cie des Forges et Chantiers de la Méditerranée, situés à une faible distance de Toulon, les ouvriers d'industries similaires sur d'autres métaux que le cuivre et qui vivent de la même vie, les serruriers, les mécaniciens ou ajusteurs, les tourneurs, les fondeurs et les chaudronniers en fer, les polisseurs sur acier, les zingueurs, les *plombiers* eux-mêmes (1), etc., payèrent toujours à la maladie un grand tribut.

On a cité d'autres professions, notamment celles de vidangeur, de tanneur et de gazier, comme ayant été épargnées. Nous avons montré que c'était là une opinion absolument erronée ; qu'en 1832, les vidangeurs et les égoutiers eurent ensemble 11 décès cholériques sur 120 environ qu'ils étaient alors seulement, et les tanneurs, les corroyeurs, les mégissiers, les hongroyeurs et les chamoiseurs 52 ; qu'en 1853-1854, il entra dans les hôpitaux 4 vidangeurs et que tous les quatre succombèrent (Rapp. de Blondel); que, dans l'épidémie de 1865-1866, les ouvriers gaziers, au nombre d'environ 2,500, eurent 275 malades, dont 70 cas de cholérine grave et 10 décès (Cie Parisienne, rapport de M. Sage), ce qui, pour le dire en passant, explique pourquoi, par la suite, fut délaissé l'acide phénique vanté d'abord à l'égal d'un spécifique (2).

FAITS COMPLÉMENTAIRES ANCIENS

Deuxième lecture (28 août).

M. le docteur Bailly (de Chambly) avait à peine lu la note que l'Académie a entendue dans sa dernière séance, que nous nous mettions en mesure d'y répondre. Nous espérions apporter aujourd'hui même à cette tribune une réponse topique sur le fond comme sur la forme contre laquelle nous avons grand'peine à ne point protester dès maintenant, tant les paroles qu'a prononcées M. Bailly et l'attitude qu'il a prise, en dehors de la question scientifique, nous émeuvent encore. Malheureusement, nous n'avons point

(1) En 1865, une seule usine à plomb de Marseille a eu 4 décès sur 100 ouvriers.

A Paris, en 1865 et 1866, tandis que pas un chaudronnier en cuivre n'était atteint, il mourait 4 chaudronniers en fer et 7 chaudronniers étameurs.

« Partout ailleurs, le chiffre de la mortalité est 10, 20, 30, 40 fois plus considérable. » (Rapp. de Vernois.)

(2) Dans cette première lecture fut traitée la question pratique : nous avons dû ici, la réserver pour le deuxième chapitre afin de ne pas nuire à l'ordonnance du sujet.

encore fini l'enquête que nous avons ouverte à Bornel, par correspondance, et à Paris, en personne, dans toutes les industries sur le métal dit *alfénide, métal blanc, métal anglais, argental* ou *chrysocale,* et qui, disons-le d'ores et déjà, ne contient jamais ni 90, ni 80, ni même 70 p. 100 de cuivre, comme l'a affirmé M. Bailly, mais bien de 55 à 60 en moyenne et jamais au delà de 65 p. 100.

Cette enquête sera terminée, nous l'espérons bien, au cours de cette semaine, et mardi prochain, si l'Académie veut bien nous continuer la parole, nous serons en mesure de l'édifier, pièces en main, sur la valeur des faits qui se sont passés à l'usine de Bornel.

En attendant, nous demandons la permission à la Compagnie de lui communiquer deux documents complémentaires, dont un de premier ordre, qui ont été produits depuis notre dernière lecture, Chemin faisant, nous en rappellerons certains autres qui s'y rapportent.

Nous avons dit que l'immunité cholérique avait été aussi très sensible pour ceux qui vivent au voisinage d'industries d'où s'échappent, *en abondance*, des poussières ou des vapeurs cuivreuses.

Tout au début de nos recherches, nous avons cité le quartier Saint-Martin-des-Champs, et la rue des Gravilliers en particulier, puis la rue de Lappe (Louis-Philippe), alors peuplés d'ouvriers en cuivre, comme ayant joui d'une immunité *relative* dans les grandes épidémies de 1832 et 1849.

Nous avons mentionné la préservation des habitants de Villedieu, d'après une lettre du maire de cette ville disant, à la date du 15 octobre 1852 :

« 350 individus, au moins, travaillent ce métal (le cuivre).

« Pas un seul n'a été atteint du choléra, ni en 1832 ni en 1849.

« On a attribué à ce fléau la mort de deux ou trois personnes en 1849, mais je ne considère pas le fait comme indubitable. Je crois plus vrai de dire que notre ville n'a pas été frappée par le fléau.

« *Le maire de Villedieu,* LEPELLETIER. »

Cette préservation de Villedieu ne paraît point s'être démentie car, tout dernièrement, elle était confirmée dans un journal politique, *le Gaulois,* par un correspondant anonyme qui croyait l'avoir découverte.

Plus tard, nous avons signalé la préservation constante d'Aubagne, due sans doute, avons-nous déjà dit à l'Académie, à ce que cette ville est entourée d'une ceinture de fours à poterie où sont constamment des émaux de cuivre en fusion.

En 1852, nous recevions du professeur Huss (de Stockholm) la note qui suit.

« Dans la ville de Fahlun, où il y a les plus grandes usines de cuivre de la Suède, aucune maladie pestilentielle ne s'est montrée : jamais la peste, jamais le choléra.

« Au voisinage de la ville de Linkœping, à Atvidaberg, il y a aussi de grandes usines de cuivre. Dans la ville (Linkœping), le choléra a éclaté, mais pas à Atvidaberg, distante de 3 à 4 milles. »

La communication qui nous avait été faite par le professeur Huss vient d'être confirmée dans une note, lue à l'Académie des sciences, dans la séance du 10 septembre dernier, au nom de M. W. R. Brame (de Westminster). Suivant cette note, qui a été rapportée dans la *Gazette des hôpitaux* du 23 octobre, une année, alors que l'épidémique cholérique régnait en Suède, la famille royale serait même venue chercher et aurait trouvé un refuge assuré contre le fléau auprès des mines de Fahlun (1).

Le docteur Gallarini, médecin à Florence, a fait des recherches dans cette ville.

« Dans les épidémies de 1836 et de 1854, écrivait notre confrère en 1865, à Florence, qui contient 32 établissements où l'on travaille le cuivre, il ne s'est produit aucun décès ni parmi les ouvriers, ni parmi les patrons de ces établissements.

« On m'a assuré que semblable préservation avait été observée à Palerme.

« Dr Gallarini. »

Au même moment où le docteur Gallarini enquêtait les *ramieri* (cuivriers) de Florence, le docteur Alfonso de Rogatis faisait de semblables recherches, à Naples et dans différentes villes de l'Italie

(1) On a invoqué, à cette occasion, les émanations sulfureuses abondantes qui résultent du grillage des pyrites de cuivre. Sans prétendre que le gaz sulfureux ne puisse avoir lui-même une action utile contre le choléra, il est évident que cette explication n'a plus aucune valeur quand il s'agit de l'immunité cholérique des ouvriers en cuivre en général.

méridionale, qui confirmaient pleinement celles du docteur Gallarini.

Après en avoir exposé les résultats, M. de Rogatis disait :

... « Chose remarquable, outre les ouvriers en cuivre, il semble que les habitants de la rue, de la localité et même de la cité où il y a beaucoup d'industries sur le cuivre jouissent aussi de la même préservation spontanée. Ainsi, par exemple, dans la rue Catalana, à Naples, rue malpropre et habitée par beaucoup de bas peuple, mais où le cuivre est presque dans chaque maison travaillé ou mis en dépôt, il n'y eut aucun cas de choléra dans l'épidémie de 1855. Et cependant la seule paroisse d'Incoronatella, au centre de laquelle est située cette rue, compta 221 décès.

« A Rivello, dont la moitié de la population est occupée à des travaux sur le cuivre et où il y a plus de 20 dépôts de ce métal et 2 fonderies à petite distance, le choléra n'a point pénétré tandis qu'il a exercé tout alentour de grands ravages.

« Atripalda, cité éminemment manufacturière pour les articles en cuivre, a offert le même genre de préservation.

« 1865. — Dr Alfonso de Rogatis. »

Un ancien officier supérieur de l'armée turque, M. Tédesco, aurait fait une observation semblable à Constantinople dans le quartier des Chaudronniers.

Voici maintenant le premier des deux documents que nous avons annoncés. Il porte la date du 1er août courant.

« Pendant deux époques où le choléra sévissait en Égypte, — en 1850 et 1865, — le quartier arabe au Caire ,où se fabriquent les ustensiles de cuivre, fut exempt de ce fléau. C'est un fait incontestable que tout Européen né, comme moi, en Égypte peut certifier.

« A. Maroque. »

Il sera intéressant de savoir s'il en a été de même dans l'épidémie actuelle. Nous ne manquerons point de faire ici le nécessaire.

Nous passons maintenant au deuxième document qui a une importance bien autre.

Dans la séance du 30 octobre 1865, l'Académie des sciences recevait, par la bouche du professeur Velpeau, une communication de Casiano del Prato, ingénieur en chef du gouvernement espagnol, de laquelle il résultait qu'une nombreuse population sur les rives de Rio-Tinto, où se trouvent d'abondantes mines de cuivre, avait été épargnée par le fléau, quoiqu'il sévît avec violence aux alentours.

Un ingénieur français, M. Roswag, qui, pendant près de quatorze années, — de 1856 à 1869, — a été attaché à des exploitations minières voisines de celles de Rio-Tinto, convaincu que la cause que nous soutenons est juste et salutaire, a pris plaisir à nous confirmer les observations de Casiano del Prato et à y ajouter lui-même. Voici comment il s'est exprimé :

« Les mines de cuivre de Rio-Tinto, qui prennent leur nom du fleuve de ce nom, sont situées dans la province de Huelva. Elles occupaient une population ouvrière très importante, qui s'élève aujourd'hui à plus de 50,000 personnes, en comptant 13,000 travailleurs employés sur les chantiers et leurs familles.

« La situation indemne de ces mines et usines, durant les épidémies cholériques qui sévissaient aux alentours, est de notoriété publique, et M. Casiano del Prato, ingénieur en chef enlevé à la science, il y a environ dix ans, a constaté le fait par une statistique *probante*.

« Cette immunité s'est étendue à toute la zone cuprifère qui, depuis Rio-Tinto, s'étend à Santo-Domingo en Portugal.

« Entre ces deux gisements extrêmes se sont développeés, grâce à l'activité et au talent d'un grand ingénieur français, M. Deligny, les exploitations de Tharsis, aujourd'hui très étendues et très productives, celles de la Zarza, de l'Alcona et de Valvuende. La population ouvrière, occupée dans le travail des mines et usines de cette seconde partie du district, est de plus de 30,000 personnes. Elle a joui de la même immunité. »

Ici nous ouvrons une parenthèse pour dire que nous nous sommes rendu chez M. Deligny (rue François Ier, 18) à l'effet d'obtenir soit une confirmation, soit une réfutation des assertions de M. Roswag. Nous avons eu le regret d'apprendre qu'il était absent pour le moment. Mais nous avons trouvé dans ses bureaux son représentant, M. Henri Dubern, qui, pendant plusieurs années, a résidé lui-même, en qualité d'inspecteur, sur les exploitations de M. Deligny. M. Dubern nous a absolument confirmé les déclarations de M. Roswag. Il a eu l'obligeance de nous mettre longuement au courant des procédés d'exploitation, passés et actuels, des gisements qui appartiennent encore aujourd'hui à la puissante société à la tête de laquelle est toujours M. Deligny, et, pour nous faire juge de la richesse du minerai, il nous en a donné un échantillon que nous avons l'honneur de faire passer sous les yeux de l'Académie (1).

Reprenons maintenant la narration écrite de M. Roswag. La fin est, s'il se peut, plus intéressante encore que le commencement.

« J'ai créé le district minier de Plazenzuela et Botija, province de Cacérès. Durant l'épidémie cholérique de 1855, qui décimait les habitants des environs, ces deux villages sont restés indemnes.

« Les gisements, exploités par moi à cette époque, sont des filons de galène chargés de pyrites arsenicales, ferrugineuses et cuivreuses.

« Une source dite *fuente de la Huerta*, près de Botija, et qui sort d'anciens travaux miniers romains et arabes, jouit dans la contrée d'une grande réputation pour la guérison de différentes affections, et notamment des maladies d'entrailles, et pour la préservation de la syphilis (constitutionnelle). Elle est froide et contient près de 1/1000e 1/2 de sulfate de cuivre, ce qui correspond à 3/10,000e de cuivre métallique, par litre. L'eau a un goût atramentaire caractéristique, légèrement masqué par les autres substances qu'elle contient. Elle est peu agréable à prendre. Elle couvre, à la longue, d'un dépôt rougeâtre de cément les clefs ou outils en fer qu'on y laisse séjourner.

« Elle a pour effet de déterminer des coliques, suivies d'évacuations alvines plus ou moins abondantes. Ces eaux sont visitées par les habitants des environs, surtout dans la saison d'été. A l'époque du choléra de 1855, elles étaient avidement bues par les gens de Plazenzuela, Botija, Montander, Torremacha, etc. On leur attribuait des propriétés préventives certaines. De fait, les deux villages de Plazenzuela et Botija ont été épargnés par l'épidémie qui sévissait violemment à Trujello, Cacérès et Logrosan, surtout autour de ce dernier centre minier.

« Les quantités absorbées étaient de 3 à 4 verres par jour et par

(1) Nous sommes retourné récemment (le 27 octobre) chez M. Deligny, et nous avons reçu de sa bouche cette attestation : « Je n'ai jamais eu connaissance d'un seul cas de choléra dans les mines de cuivre que j'exploite. »

personne. Mon frère et moi-même en avons usé assez fréquemment au moindre malaise, surtout pendant l'épidémie cholérique.

« ROSWAG,
« *Ingénieur civil.* »

Au même moment où M. Roswag écrivait la note si intéressante qui précède, nous recevions de la bouche d'un médecin, qui exerce à San-Francisco, la communication presque étourdissante que voici.

« A Juan Capistrano, situé à 50 milles de Los Angelesos, capitale de la Californie du Sud, au milieu d'un climat idéal, il existe des gisements plus riches encore en cuivre que ceux de l'Espagne et du Portugal. De l'un de ces gisements sort, à une altitude d'environ 400 pieds, une source extrêmement chaude, tellement chargée de cuivre que la boue qu'elle forme sur son parcours prend un aspect de lézard vert, une fois desséchée par le soleil. Cette source jouit, dans la contrée et au loin, d'une faveur non moins grande que la fuente de la Huerta. Elle est regardée comme souveraine, surtout contre la syphilis. On la prend en bains et en boisson. Rien de primitif comme la façon dont on l'utilise. Aux mois d'août et de septembre, les habitants des pays voisins y viennent en nombre. Ils campent sur les bords, par escouades, font eux-mêmes la cuisine, à tour de rôle, et couchent à la belle étoile, faute de la moindre hôtellerie. Ils vivent des conserves qu'ils ont apportées avec eux et de provisions que leur envoie la ville la plus voisine, distante d'une dizaine de kilomètres. Les bains sont pris dans des baignoires de bois qui s'emplissent naturellement, situées qu'elles sont sur la pente de la source. Ces baignoires se cèdent de baigneur à baigneur, moyennant une redevance de 1 à 2 piastres qui se paye au précédent occupant. Quant à la source elle-même, elle est à tout le monde, ayant été achetée et donnée à la contrée par un riche Californien. »

Notre confrère se rendit à cette source, il y a deux ans, pour une syphilis constitutionnelle dont n'avaient pu avoir raison ni l'iode, ni le mercure. Il arriva sur les bords tout amaigri, essoufflé à ne pouvoir marcher d'un pas un peu rapide, en proie à de la fièvre vespérale, à des névralgies atroces, etc.

Il se baigna et but, *il nous l'a bien affirmé*, jusqu'à 6 litres de cette eau par jour, et non seulement la quantité énorme de sulfate de cuivre qu'il dut ainsi absorber, à supposer que, malgré sa température élevée et la richesse des gisements, la source de Juan Capistrano ne contienne pas plus de cuivre que la fuente de la Huerta, ne lui fit aucun mal, mais, au bout de quinze jours qu'il s'en revint à ses affaires, le docteur X... avait engraissé de douze livres, était des plus alertes et, depuis, il n'a plus entendu parler de sa syphilis !

Ce fait, il n'est que juste de le faire remarquer, donne singulièrement raison aux médecins de Saint-Lazare, MM. Martin et Oberlin, qui, on le sait, ont traité un nombre respectable — 50 — de syphilis par le cuivre et ont déclaré n'avoir eu qu'à s'en louer et pas une fois à s'en repentir.

Nous avons l'honneur de déposer sur le bureau de l'Académie les pièces justificatives de tout ce qui précède.

P. S. — Depuis notre deuxième lecture du 28 août, il a paru de nouveaux documents précieux. Cette fois, c'est un Anglais, le docteur de Noé Walker (de Londres), qui, après M. Brame, nous fait prendre une revanche sur ceux de ses compatriotes qui, sur la question de la métallothérapie, en sont encore à la doctrine de l'*expectant attention* de Carpenter. En effet, tandis que M. Brame confirmait tout ce que nous avions dit sur la préservation cholérique de Fahlun, en Suède, le docteur Walker publiait à Londres une brochure : *On the prophylactic power of Copper* (cuivre) *in the cholera asiatic,* où il démontre à son tour le bien fondé de notre thèse sur la préservation professionnelle du choléra par le cuivre, par des observations personnelles faites sur des cuivreux de Londres, de Deptford et d'Édimbourg. De plus, d'après notre confrère, dès 1851, si ce n'est avant, le professeur Betti aurait fait, en Italie, sur des mineurs de la vallée de Bisenzio, des observations semblables à celles du professeur Huss, de Casiano del Prato et de MM. Deligny et Roswag.

On trouvera plus loin un extrait de la brochure du docteur Walker.

PREMIÈRES OBJECTIONS

CONTRE LA PRÉSERVATION CUPRIQUE

Réfutation.

Lorsque, dans la séance du 7 août 1878 de la sixième section du Congrès international d'hygiène de Paris, nous eûmes posé la question de la préservation cuprique professionnelle, l'honorable président de cette section, M. Delpech, qui, neuf années auparavant, avait signé le rapport de M. Vernois, en qualité de vice-président du Conseil d'hygiène de la Seine, ouvrit la discussion par ces paroles, que nous empruntons aux comptes rendus sténographiques pour servir de transition entre ce qui précède et ce qui va suivre.

« Je puis dire, à propos du fait matériel que M. Burq vient de rappeler, à savoir l'intervention des commissaires de police de la ville de Paris pour s'assurer si réellement les ouvriers en cuivre avaient été préservés dans les épidémies de choléra ; je puis dire que les résultats de leurs enquêtes sont formels et parfaitement nets.

« Maintenant, que M. Burq me permette de lui dire que tous ceux qui ont de grandes et de bonnes idées sont attaqués. Il faut que le temps fasse son œuvre. Il faut que d'autres constatent les mêmes faits. L'énergie avec laquelle il défend ses idées est bien naturelle ; mais il subit là les nécessités que subit tout homme de science, qui trouve la dénégation jusqu'au moment où le temps a fait son œuvre et où les vérités ont conquis leur place dans la science. C'est ce que je souhaite très vivement aux idées qu'a défendues ici M. Burq. » (P. 400, t. II.)

S'il est réellement de règle que toute vérité nouvelle doive subir de telles épreuves, et s'il est vrai aussi que l'on puisse mesurer l'importance d'une œuvre à la sévérité de celles-ci, nous aurions droit de montrer une grande fierté. En effet, sur la question de la préservation cuprique dans le choléra, comme sur celle de la métallothérapie proprement dite, rien n'aura manqué à la sanction dont a parlé notre savant confrère, M. Delpech, on le verra, de reste, dans la deuxième partie de ce travail ; rien n'aura été épargné pour faire expier ici au *parvulus* ses hautes visées.

L'histoire de notre odyssée en cette affaire du choléra serait trop longue à tracer, si nous voulions être complet. Il nous serait d'ailleurs impossible de tout rapporter, pour deux raisons : la première, parce que beaucoup de choses ont gardé le caractère anonyme, et la deuxième, parce qu'il est telles vérités qui ne sont bonnes à dire pour personne. Comment, par exemple, mettre en scène, sans rougir nous-même pour l'honneur de la profession, ce confrère haut placé qui, tout au début de nos recherches sur l'immunité cholérique des ouvriers en cuivre, fit avorter les espérances qui en étaient nées? Comment dire que, dépêché sur nos traces par l'autorité dont il possédait toute la confiance, il s'en revint, après avoir été où? on ne put jamais nous l'apprendre, déclarer que tout ce que nous avions annoncé touchant cette immunité n'était point fondé, et osa nous l'affirmer à nous-même d'un air si paterne et si hypocritement convaincu que, craignant d'avoir été trompé ou d'être la victime d'une illusion, et n'ayant plus, d'ailleurs, d'autre perspective que celle d'une exécution en bonne forme, nous dûmes demander à l'Académie de surseoir à son jugement ?

Comment parler des négations officielles, même après l'enquête de la Préfecture de police, et mettre au compte de son auteur véritable ces conclusions, par exemple, d'un rapport qui nous fut signifié à la date du 27 décembre 1873?

« Le Comité consultatif d'hygiène estime même que l'emploi des préparations de cuivre prises à l'intérieur, à titre de médication préventive, serait dangereux pour les personnes qui consentiraient à s'y soumettre, et plutôt capable, par conséquent, de les rendre accessibles à l'action du miasme cholérique que de les en préserver.

« Deseilligny,

» *Ministre de l'agriculture et du commerce.* »

Quelque habitué que nous puissions être à affronter les colères les plus hautes, nous nous bornerons donc à rapporter les faits qui ont été articulés au grand jour et qui n'engagent point des responsabilités collectives, et, comme nous ne saurions mieux dire, nous emprunterons la plus grande partie de ce qui va suivre aux comptes rendus du Congrès international d'hygiène de Paris.

Les faits qu'on a invoqués contre la préservation cholérique des ouvriers en cuivre ont été résumés ainsi qu'il suit dans les dictionnaires classiques :

« Des recherches faites dans les épidémies de 1849 et de 1853-1854 ont porté à penser que les personnes qui, par métier, manient d'ordinaire le cuivre, tels que les chaudronniers et les tourneurs en cuivre, sont à l'abri du choléra. Burq s'est particulièrement constitué le défenseur de cette opinion, d'origine hahnemanienne, et n'a pas hésité à en tirer des conséquences thérapeutiques. Malheureusement ces propriétés ne sont pas suffisamment fondées en fait. Dès 1859, Honigberger, de Calcutta, écrivait : « *On a dit qu'en Europe les chaudronniers en cuivre étaient exempts du choléra. Cependant j'ai eu à soigner, cette année, des chaudronniers, des carrossiers, des menuisiers et des potiers.* »

Des carrossiers, des menuisiers et des potiers mis côte à côte avec des chaudronniers ! Voilà certainement déjà de quoi étonner. Mais poursuivons :

« Les recherches faites sur ce sujet dans les dernières épidémies par Mesnet et Decori, à l'hôpital Saint-Antoine et par Stoufflet, à l'hôpital Lariboisière, concordent pour infirmer la préservation du choléra par le cuivre.

« Desnos. »

Choléra, in *Dict. de Jaccoud*, t. VIII, p. 388.

Dans le même dictionnaire, à l'article Cuivre, il est dit encore :

« A l'époque des dernières épidémies, Burq attesta d'une manière absolue la propriété préservatrice du cuivre. C'est en partant de cette idée théorique (*théorique !*) qu'il le proposa dans le traitement du choléra. Malheureusement, nous devons dire tout d'abord que cette immunité qu'il invoque, comme base de sa thérapeutique, ne paraît pas parfaitement démontrée. (A ce moment M. Vernois avait déjà fait cependant son rapport.) Des faits ont été produits, qui ont prouvé que des ouvriers en cuivre avaient été atteints de cette maladie.

« Baraillier. »

La plupart des auteurs ont ensuite à l'envi copié Desnos, avec cette seule variante que ce ne serait plus Hahnemann qui parla, le premier, de préservation cuprique, mais bien Pécholier, puis Cassiano del Prato. (V. Proust, *Traité d'hygiène.*)

M. Layet, que je suis heureux de rencontrer dans cette enceinte, s'est borné à dire, dans son récent *Traité d'hygiène des professions et des industries* : « Des faits ont été produits qui ont prouvé que les ouvriers en cuivre avaient été frappés de l'épidémie tout aussi souvent que les autres. Bien plus, en Angleterre, de récents travaux de statistique ont démontré que les ouvriers employés dans les manufactures de cuivre avaient été parmi les plus atteints, — 6,50 p. 100 de mortalité cholérique au lieu de 2,20 p. 100. »

Donc, si je ne m'abuse, pour notre distingué collègue, comme pour le rapporteur du Comité consultatif d'hygiène que j'ai laissé dans la coulisse, le cuivre, loin d'être un prophylactique, serait plutôt nuisible !

Laverand est le seul, je crois, parmi les auteurs classiques, qui, je me plais à lui rendre cette justice, ait tenu quelque compte de mes réfutations et se soit référé au rapport de M. Vernois. Dans le dictionnaire de Dechambre, l'ancien successeur de Michel Lévy au Val-de-Grâce dit en effet :

« M. Burq a fondé sur la comparaison des professions au point de vue de la résistance au choléra l'utilité des préparations cuivriques dans son traitement. Accueillies avec une certaine incrédulité, les idées de M. Burq, au moins au point de vue de l'efficacité prophylactique du cuivre, viennent de se relever sur le terrain de l'hygiène professionnelle : M. Vernois, dans un rapport fait au Conseil d'hygiène, ayant établi sur des données statistiques considérables une immunité frappante en faveur des ouvriers en cuivre. La prudence scientifique empêche d'aller au delà. »

« Laverand. »

Choléra, t. XVI, p. 871.

Laissant de côté les statistiques enrichies de carrossiers, de menuisiers et de potiers, venues de l'Inde, aussi bien que celles qui ont vu le jour en Angleterre que je ne connais point, mais qui vraisemblablement ne valent guère mieux pour des raisons semblables; négligeant aussi les arguments si hors de propos tirés par les adversaires de la préservation cuprique des prétendus insuccès du cuivre contre le choléra même, je vais, puisque j'y suis contraint, revenir encore sur les statistiques de M. Mesnet et de ses émules, bien que j'espère fort peu en avoir fini ici avec le rôle de Sisyphe, qui doit m'être si particulièrement pénible en la circonstance, vous allez pouvoir en juger.

Donc, de par MM. Mesnet, Decori et Stoufflet, les propriétés anticholériques du cuivre « *ne seraient plus qu'une espérance déçue* », pour n'emprunter à leurs écrits que les paroles les plus parlementaires.

Sur quoi, sur quels faits se sont appuyés ces auteurs pour prétendre faire table rase de ces propriétés? En résumé, sur 15 ouvriers en cuivre relevés, 8 par M. Mesnet, 3 par M. Decori, et 4, dont 2 à domicile, par M. Stoufflet, parmi les cholériques de 1865.

Les deux hôpitaux Saint-Antoine et Lariboisière, où avait été faite la trouvaille des 13 cas hospitalisés, ont reçu, ensemble, en 1865-1866, 951 cholériques. D'autre part, les ouvriers en cuivre, au lieu d'être « *relativement peu nombreux* » (Mesnet), n'étant point au-dessous de 30,000, dont 2,000 à 2,500 pour la fonderie seule qui avait fourni à M. Stoufflet ses deux cas, et ne comptant pas, à cette époque, avec les femmes, pour moins de 1/10 dans la clientèle des hôpitaux de la rive droite, Beaujon excepté, ce triple argument, à le supposer vrai, se réduirait en somme à bien peu de chose.

Mais qu'étaient, en réalité, ces prétendus ouvriers en cuivre qui devaient inspirer à M. Mesnet et aux auteurs que nous avons cités les *regrets profonds* dont témoigne ce mot « *malheureusement* », qui est pour tous comme l'épitaphe obligée de leurs « *espérances déçues* » ?

Je n'ai pas besoin de dire que les noms des victimes annoncées avaient été à peine publiés, que, procédant ainsi que je l'avais toujours fait, je m'en allai prendre moi-même, à bonne source, des renseignements précis sur chacune d'elles. Lorsque je fus parvenu, non sans peine, à faire la lumière de façon à n'avoir à redouter aucun contrôle, c'est alors, et *alors seulement*, que je vins dire dans la *Gazette des hôpitaux* du 14 avril 1866 :

Que parmi les 8 cholériques de M. Mesnet, il n'y en avait réellement que 2, *déjà indiqués par moi*, — 1 polisseur et 1 tourneur,— qui fussent des ouvriers en cuivre, et que, pour les 6 autres, on avait fait 1 tourneur en cuivre d'un tourneur de roue (homme de peine), 1 tourneur idem d'un dérocheur, 1 monteur d'un marchand de marée, et 3 fondeurs en cuivre d'un jardinier et de deux hommes de peine.

Que des 3 autres, signalés par M. Decori (1 homme et 2 femmes), guéris du reste tous trois, pas un, non plus, n'avait pu absorber la moindre poussière de cuivre, et je le dis si hautement et je dus le démontrer si bien que jamais ni M. Mesnet, ni M. Decori ne prirent la parole pour me répondre.

Reste M. Stoufflet. De ce dernier j'aurais bien voulu ne point avoir à reparler. Puisse-t-il au moins se faire, pour l'honneur de la profession, que ce soit la dernière fois.

« Aucune profession n'est épargnée par le fléau, et les ouvriers en cuivre ont subi ses atteintes comme les autres, » a dit M. Stoufflet dans sa thèse inaugurale.

Premier argument invoqué. — « Deux ouvriers en cuivre sont entrés à l'hôpital Lariboisière, 1 chaudronnier et 1 tourneur. Le premier ne travaillait pas le cuivre exclusivement, *il s'est guéri*, le second ne tournait que le cuivre et *il est mort !* »

Donc, 2 ouvriers en cuivre en tout, et l'hôpital Lariboisière reçut, à lui seul, 524 cholériques !

Mais, quel métier exerçait en réalité l'ouvrier chaudronnier ? Celui de chiffonnier, depuis plus d'une année.

Quant au deuxième, il était bien, lui, un ouvrier en cuivre. Je n'avais point attendu que M. Stoufflet m'en avisât pour le ranger dans la liste des 16 *non préservés*; il y figure avec cette annotation « qu'il travaillait près d'une fenêtre toujours ouverte », c'est-à-dire presque en plein vent.

Deuxième argument. — « En visitant mes malades, lorsque j'ai rencontré une fonderie, je suis allé aux renseignements. Dans la première maison où je suis entré, chez MM. Leverbe, rue Pierre-Levée, n° 10, un ouvrier était mort du choléra, et *celui qui me répondait* avait été dangereusement malade. Or, *ces deux hommes* étaient dans la fonderie depuis leur adolescence. » (*Loc. cit.*)

Très étonné de voir figurer ici M. Leverbe, que je savais être au contraire un croyant de la préservation cuprique des plus fervents, je m'en fus le trouver, la thèse de M. Stoufflet à la main. Je ne dirai pas la réponse indignée qui me fut faite, mais voici la lettre que je recevais le lendemain :

« Nous venons attester que la déclaration faite à l'égard de notre maison est *inexacte*. (Les fondeurs savent, on le voit, à l'occasion, pratiquer aussi l'euphémisme.) D'abord le nommé Magloire, décédé, n'était pas dans la fonderie depuis son enfance. C'était un simple homme de peine, et, lorsqu'il a été enlevé par le choléra, il venait de passer un mois à l'hôpital pour une jaunisse. C'est aussi un fait bien certain que *ma femme, qui a donné elle-même ce renseignement,* n'a jamais été malade !!

« Leverbe père et fils. »

Voilà, Messieurs, quel était le quinzième ouvrier en cuivre de ces statistiques fameuses qu'on m'oppose encore : « Voilà avec quels faits, m'écriai-je, après avoir publié en bon temps la lettre de MM. Leverbe dans la *Gazette des hôpitaux,* l'on prétend venir jeter bas une œuvre dont l'observation première a porté, tant à l'étranger qu'en France, sur une population de plus de 100,000 individus! » Et, si vous le pouvez, étonnez-vous maintenant, chers collègues, de la vive émotion dont je ne puis encore me défendre devant vous quand je parle de telles choses !

M. Layet, à propos de mes références, a dit : MM. Péchollier et Saint-Pierre sont, en somme, avec M. Vernois, les seuls (il a oublié de citer MM. Trébuchet, Devergie et Pauchon) qui aient parlé de l'immunité des ouvriers en cuivre. Notre honorable collègue n'a pas été plus loin, je l'en remercie. Mais permettez-moi de ne point imiter sa discrétion.

Oui, Messieurs et chers collègues, les savants cités par M. Layet sont presque les seuls qui, en France, aient pris sous leur égide mes travaux sur le choléra. Oui, il y a trente années maintenant que je préludais à mes recherches par le traitement des crampes des cholériques avec les armatures de cuivre, en faveur desquelles Rostan a porté le témoignage que je vous ai rappelé ; oui, voilà plus d'un quart de siècle que je sacrifie à cette question mon temps et mon patrimoine, sans espoir d'une compensation matérielle quelconque ; oui, dans toutes les épidémies de choléra je fus toujours au premier rang des combattants et, quand le fléau sembla vouloir se faire attendre, on me vit aller à son devant ; oui, j'ai fait enquêtes sur enquêtes, fatigué les Académies de mes mémoires, écrit des volumes; et cependant, parce qu'on me prit pour un sectateur d'Hahnemann, après avoir dit que je descendais en ligne directe d'Hermès et de Paracelse, parce que, tout entier à l'œuvre que j'avais entreprise, je ne sus point trouver le temps nécessaire pour conquérir tout d'abord une situation qui me donnât le droit de me faire écouter, toujours les oreilles se tinrent fermées, à peine quelques lignes sur mes travaux dans les livres les plus graves, et je vous ai montré lesquelles ; pas un des Corps savants que j'avais pris pour juges ne me rendit la moindre justice, et, aurai-je la force de vous le dire, au lendemain de cette effroyable épidémie de Toulon où j'avais vu tomber à mes côtés l'infortuné

Tourette, je n'eus même point la satisfaction de voir figurer mon nom sur la liste de ceux qui avaient mérité d'être signalés à la reconnaissance publique ! ! !

Je termine donc en demandant instamment à la section que la question de l'immunité cholérique des ouvriers en cuivre soit mise à l'étude et que le Congrès international d'hygiène l'inscrive au programme de l'une de ses prochaines sessions.

En résumé : Préservation constante, dans le *choléra* — nous soulignons à dessein ce mot —, même des populations soumises à l'imprégnation cuprique par simple voisinage d'usines à cuivre, préservation observée en France, en Suède, en Angleterre, en Allemagne, en Espagne, en Italie, en Turquie, en Égypte et même à Bagdad, sur des milliers d'individus (80,000 pour l'Espagne seule), et seulement quelques exceptions, au moins en aussi petit nombre que les cas d'individus bien et dûment vaccinés qui contractent encore la petite vérole, voilà la réponse faite par des confrères, des savants, des ingénieurs, etc., non suspects de partialité, aussi bien que par nous-même, à tous ceux qui ont nié cette immunité; voilà où hier encore en était la question avant que nous fussions obligé de répondre à de nouveaux contradicteurs par les enquêtes qui suivront.

TRAITEMENT DU CHOLÉRA PAR LE CUIVRE

Objections et réfutation.

Les mêmes hommes qui s'étaient montrés si hostiles à la préservation des ouvriers en cuivre, ne pouvaient faire un meilleur accueil à la métallothérapie sur la question du traitement. Aussi, est-ce avec un rare empressement et un parfait oubli des observations nombreuses qui nous avaient donné raison, à Marseille comme à Paris, qu'ils se sont plu à nous opposer les résultats négatifs de quelques expériences qui furent faites, en 1865, dans les hôpitaux de Paris, et de celles que nous fîmes nous-même, l'année suivante, à l'Hôtel-Dieu, sous la direction de notre cher et vénéré maître, Horteloup (père).

Les expériences nosocomiales de 1865, nous l'avons dit, ne

signifient absolument rien, parce qu'elles furent toutes faites sur des malades désespérés et avec des doses minuscules de 4, 6, 10 centigrammes au plus de sulfate de cuivre dans les vingt-quatre heures. Elles ne prouvent point autre chose sinon que les maîtres qui les instituèrent, et la plupart d'une main tremblante, ignoraient les services, *toujours gratuits*, que Duncan, Cullen, Chaussier, Guersant, William Batt, etc., etc., pour ne pas remonter jusqu'à Van Helmont, Boërhaave, Helvétius, etc., avaient obtenus avec les sels de cuivre, largement administrés, dans différentes maladies.

Nous avons protesté avec la même force contre les conséquences que l'on a prétendu tirer des expériences auxquelles nous prêtâmes, en 1866, notre concours. Ici la fatalité voulut que le premier succès du cuivre fût obtenu chez une femme complètement algide, arrivée à l'extrême période de l'asphyxie, et, qu'au même moment, deux hommes de la salle Saint-Julien revinssent de tout aussi loin après la même médication, pour succomber ensuite dans la période de réaction. Alors Horteloup visa surtout les malades qui paraissaient avoir le plus besoin du remède, et nous eûmes le tort de nous associer un moment à ce maître pour demander au cuivre des miracles. Et, comme nous fûmes singulièrement aidés tous deux dans cette aventure par la *curiosité* des personnes du service, comme c'est dans le choléra surtout « que les morts vont vite », il en résulta en effet cette statistique déplorable de 43 décès sur 44 cas traités que les ennemis du cuivre lui reprocheront jusqu'à la consommation des siècles. Mais si, de bonne foi, l'on considère que ces 44 cholériques étaient *tous* en pleine période algide, *tous absolument* sans pouls, sans chaleur ni urines, et si l'on a égard à ce qui arriva chez les autres malades, les conclusions à tirer de ces expériences deviennent bien différentes.

Dans les cas que nous avons appelés du deuxième degré et caractérisés ainsi : algidité, mais conservation encore de l'une de ces trois choses, chaleur, pouls et urine, les résultats ne furent point encore bien brillants, mais ils furent déjà tout autres. Sur 9 malades, 2 guérirent et 5 reprirent vie presque aussitôt après le traitement; ils récupérèrent complètement pouls, chaleur et urine si bien que l'on put croire un moment à une guérison prochaine. Malheureusement, l'organisme avait déjà subi une atteinte profonde; deux, les n°s 11 et 23 de Saint-Julien, succombèrent dans la période de réaction, deux autres malades de la même salle moururent de pneumonie survenue en pleine convalescence, le cinquième, une femme (salle Sainte-Anne, n° 10), qui avait été guérie une première fois, mourut ensuite d'une rechute non traitée; et, somme toute, il y eut 2 guérisons et 7 décès sur 9 cas.

Mais, dans les cas de la première période ou premier degré, c'est-à-dire de choléra confirmé, mais avec suppression seulement d'une seule de ces trois grandes manifestations de la vie, chaleur, pouls et urine, ce fut un vrai triomphe pour les sels de cuivre. Aussitôt ceux-ci administrés, les malades ne firent point, en effet, un pas de plus vers la période algide, et 16 sur 18 guérirent! Quant aux deux autres, ils moururent, le n° 19 de Saint-Julien, de phénomènes cérébraux, survenus lorsqu'il était déjà passé dans la salle des convalescents, et le n° 4 d'accidents semblables.

Si à ces succès l'on ajoute ceux obtenus en 1865 par le docteur Lisle à l'asile des aliénés de Marseille, — 26 guérisons sur 32 cas traités par le sulfate de cuivre, alors que précédemment il avait eu 12 décès sur 14 malades traités par les moyens ordinaires, — et, peu de temps après, par le vénérable M. G. Monod, par Arnal, par MM. Pellarin, Blandet, Berger, Groussin, etc.;

Si l'on a égard à ces paroles par lesquelles M. le docteur Dufraigne, médecin en chef de l'hôpital de Meaux, formulait son opinion sur la médication, après avoir fait aussi connaître ses propres guérisons, dans la *Gazette des hôpitaux* du 23 février 1867 :

« J'étais interne à l'hôpital Beaujon lors de la grande épidémie de 1849; j'ai vu l'épidémie de 1853-1854; j'ai suivi celle de 1865-1866 : dans les nombreux traitements que j'ai vu appliquer ou que j'ai expérimentés moi-même, je n'en connais aucun qui m'inspire la même confiance que le cuivre, et je ne voudrais point, le cas échéant, d'autre remède pour les miens comme pour moi-même; »

Enfin, si l'on veut bien mettre aussi en ligne de compte les succès que nous obtenions personnellement dès l'épidémie de 1853-1854, et sur lesquels nous reviendrons plus loin aussi bien que sur ceux qui les ont suivis surtout, aucune personne, *sans parti pris*, ne trouvera rien à redire aux conclusions suivantes et aux prescriptions qui en découlent.

Conclusions. — Il est parfaitement vrai que dans la période ultime du choléra, lorsqu'il n'y a plus ni pouls, ni chaleur, ni urine, lorsque l'absorption a complètement cessé de se faire et qu'un miracle de réaction, comme tout le monde en a observé, peut seul sauver encore le malade, les sels de cuivre sont aussi impuissants que tous les remèdes possibles.

Mais, au contraire, si le cholérique est encore en puissance d'absorption, s'il reste chez lui des signes qui témoignent que toutes les portes ne sont point encore fermées absolument à l'entrée du remède, nous persistons à croire que l'on peut beaucoup *espérer* de la médication cuprique telle que nous la formulerons dans un moment.

LA LÉGENDE DU CUIVRE

Passons maintenant à une autre objection, les prétendus dangers du cuivre, aussi bien comme remède que comme préservatif.

Il est bien vrai que les sels de cuivre sont vomitifs à très petite dose, ainsi que ceux d'antimoine et particulièrement l'émétique; il est très vrai aussi que lorsqu'on les fait arriver en masse dans l'estomac d'un chien, sous forme d'une boulette enrobée de beurre ou de viande hachée, ils y déterminent des désordres capables de tuer l'animal. Mais il est démontré aujourd'hui qu'ils ne sont point toxiques, dans le sens vrai du mot, à la façon de l'arsenic ou du plomb, par exemple, et que chacun peut faire impunément usage du cuivre à dose progressive, de manière à arriver à se mettre dans les mêmes conditions d'imprégnation cuprique que les ouvriers en cuivre les plus épargnés. Cela résulte :

1° Des recherches que nous fîmes, toujours parallèlement à celles de l'immunité cholérique, sur la *prétendue colique de cuivre*, recherches qui furent constamment négatives, à d'infimes exceptions près concernant de jeunes apprentis, dont les déclarations doivent être tenues pour très suspectes parce qu'elles furent rarement sans leur valoir quelques tasses de lait ou l'occasion de faire l'école buissonnière.

Dernièrement encore, nous avons interrogé à ce sujet nombre de grands industriels et voici ce qu'ils ont répondu :

« Nos ouvriers employés à la manutention du cuivre n'ont jamais éprouvé aucune maladie de ce fait. » (THIÉBAUT frères.)

« Je ne puis vous donner une affirmation se basant sur la science même. Mais je puis vous dire que ceux de mes ouvriers qui sont en contact continuel avec les poussières de cuivre, tels que les tourneurs, les monteurs et les ciseleurs en bronze, sont en très bon état de santé. Il en a été ainsi depuis la création de mes ateliers. Ils fonctionnent depuis plus de 30 années. » (BARBEDIENNE.)

« Les ouvriers manipulant le vieux cuivre se portent généralement très bien. » (BROQUIN et LAINÉ, fondeurs.)

« Je n'ai jamais constaté des faits démontrant que les poussières de cuivre soient nuisibles à la santé des ouvriers employés à la fonderie. » (MOLZ, fondeur.)

« Nos ouvriers ne sont pas malades. (EGROT, chaudronnier.)

« Pendant le cours de ma carrière (ma maison a été fondée par moi en 1818), je n'ai jamais observé qu'aucun ouvrier, même parmi ceux qui se dispensent des soins de propreté les plus élémentaires, ait été incommodé par le cuivre. » (BARDOU, opticien.)

A ces citations, que nous pourrions encore étendre, il convient d'ajouter le fait si bien démontré par les recherches de MM. Pécholier et Saint-Pierre, à savoir que, dans le midi de la France, les ouvrières en verdet, loin de souffrir dans leur santé de la fabrication de ce produit, paraissent au contraire en bénéficier. Chez elles, la chlorose, qui atteint si souvent les autres ouvrières, serait en effet des plus rares, ce qui expliquerait, soit dit en passant, pourquoi la métallothérapie fait un usage si fréquent du cuivre contre cette maladie et s'en trouve si bien.

La bénignité des poussières de cuivre ressort encore :

2° De ce fait notoire que ladite colique n'est plus qu'un souvenir légendaire dans les hôpitaux où, comme à la Charité, par exemple, se traitent au contraire un si grand nombre de coliques de plomb sur lesquelles tout le monde est d'accord.

Quant à l'innocuité des préparations de cuivre, à faible dose, elle est démontrée :

3° Par les expériences sur les animaux que nous fîmes, à *partir de* 1869, en collaboration avec le docteur Ducom, dans le laboratoire de la pharmacie de l'hôpital Lariboisière, expériences publiées d'abord en sept. 1851, dans un deuxième travail sur le cuivre et, plus tard, dans les *Annales de physiologie normale et pathologique* ;

4° Par les expériences confirmatives du docteur Galippe, qui suivirent ;

5° Par les observations cliniques de Duncan, Gerbier, Guersant, Mercey (de Pesth), etc., qui, après Boërhaave, Van Helmont, Helvétius, Boyle, etc., firent un si grand usage du cuivre à l'intérieur;

6° Par le fait que, sans parler de l'usage aussi impuni que fréquent que nous fîmes des sels de cuivre à haute dose dans l'épidémie de 1853-1854 et surtout dans celle de 1865-1866, la métallothérapie emploie journellement le cuivre *intus* presque à l'égal du fer et que nous n'eûmes jamais à nous en repentir ;

7° Par la pratique de MM. Martin et Oberlin, médecins de Saint-Lazare, qui auraient traité avec grand succès 50 malades atteintes de syphilis par le sulfate de cuivre et ont déclaré récemment (*Gaz. méd.* du 10 avril) que, « dans un cas seulement, il y a eu quelques vomissements sans gravité... »;

8° Enfin, par ce fait si significatif que la page réservée par la Préfecture de police aux empoisonnements par le cuivre est restée toujours blanche.

PRESCRIPTIONS

Traitement prophylactique.

Tout ce qui précède étant, les prescriptions suivantes s'imposent, au moins comme une espérance.

1° *Préservation en commun.* — Tous baraquements, tous abris provisoires et, à plus forte raison, toutes les constructions destinées à recevoir des cholériques devront être faites et planchéiées avec des bois injectés au sulfate de cuivre par les procédés Bouchery ou autres. Les objets mobiliers, tels que tables de nuit ou à manger, lits, pliants, chaises ou bancs, seront réduits à leur minimum et faits aussi en bois cuivré de même, ou sinon en une matière incorruptible comme le fer.

Les couvertures, les matelas surtout, les gilets et les chemises de flanelle, voire même les chemises et les capotes, seront teintes avec une solution de sulfate de cuivre à 1/50e et mordancées par les procédés de teinture usuels.

On brûlera constamment dans les habitations du bichlorure de cuivre dans des lampes à alcool (solution à 1/10e dans de l'alcool ordinaire, ou de l'alcool métylique qui est plus économique). Suivant une note insérée au *Moniteur universel*, cette combustion aurait été déjà pratiquée en Allemagne, en 1868, dans des étables contre la peste bovine.

Désinfection des fosses d'aisance et de toutes les matières — déjections et linges qui en ont été souillés — avec la solution au sulfate de cuivre recommandée par le Conseil d'hygiène et la Société de médecine publique de Paris, — 50 grammes de sulfate de cuivre du commerce pour un litre d'eau.

2° *Préservation individuelle.* — Porter constamment, à différentes hauteurs à même la peau, une ceinture de cuivre, composée de 30 à 40 de nos disques à armatures, et, sur les jambes, des jarretières faites de la même façon. A défaut de ces disques, qui n'ont point d'autre avantage que d'être d'une application facile, de ne point pincer la peau et de ne pas coûter davantage que des plaques de cuivre ordinaire, en la forme et avec les moyens d'attache voulus, appliquer de ces dernières en cuivre demi-rouge ou bien encore des sous neufs ou soigneusement décapés, cousus sur une lanière de peau ou autre, *sans se toucher.*

S'envelopper, de plus, la poitrine et le ventre avec une large ceinture de flanelle teinte fortement avec du cuivre, comme cela a été dit plus haut. La ceinture spéciale pourra être remplacée par un long gilet ou une chemise de flanelle teinte de la même façon.

Le vert-de-gris, qui se formera et doit se former sur le métal pour qu'il soit efficace, sera respecté aussi bien que les taches de la peau qui en résulteront. On s'abstiendra, par conséquent, de bains généraux, de lotions et de pratiques hydrothérapiques. Si cependant l'irritation de la peau devenait par trop grande, on pourra l'atténuer par un bain ou par un lavage partiel et suspendre les applications de métal pendant quelques jours, à la condition de continuer celle de la flanelle cuivrée, et si celle-ci devenait elle-même irritante, on la rincerait dans de l'eau tiède. On reprendra ensuite les applications métalliques, après avoir frotté disques, sous ou plaques avec un linge un peu rude ou même les avoir grattés avec une feuille de papier émeri n° 0.

3° *Préservation interne :*

R. Bioxyde de cuivre. . . . . . 2 grammes.
Suc dépuré de réglisse. . . . 10 —

F. s. a. 100 pilules, à prendre de 1 à 6 par jour, suivant les âges.

Les adultes commenceront par prendre, la première semaine, 2 pilules, une avant le repas du matin et une avant le repas du soir.

La deuxième semaine ils en prendront 4, toujours en deux fois, et la troisième 6, et ils resteront à cette dose.

Aux repas on mouillera, si faire se peut, le vin avec de l'eau minérale naturelle de Saint-Christau, et on fera souvent usage de légumes reverdis avec du sulfate de cuivre.

Les pilules indiquées, n'ayant d'autre goût que celui de réglisse, seront facilement acceptées, même par les enfants, et, si l'expérience venait à démontrer que le bioxyde est insuffisant, on le remplacerait par du carbonate de cuivre qui est plus soluble dans l'estomac.

Une erreur étant plus difficile à déraciner qu'une vérité nouvelle à établir, il pourra se faire que ce mode de préservation interne, quelque innocent qu'il soit, rencontre encore des personnes peu isposées à s'y soumettre. En ce cas, il y aura lieu de recourir aux lavements. Ceux-ci auront d'autant plus de chances d'être acceptés facilement que les personnes auxquelles on les conseillera feront d'ordinaire un plus fréquent usage de l'irrigateur. Environ un verre d'eau dégourdie, dans laquelle on aura versé de 5 à 20 gouttes d'une solution de sulfate de cuivre titrée à 1/5e, suffira. Il faudra que le remède soit gardé et pour cela on recommandera de se vider préalablement l'intestin. Si, malgré cette précaution, il se produisait encore des épreintes expulsives, faire garder un moment la position horizontale.

Ce mode de préservation nous inspire la plus grande confiance à cause des services qu'il nous a rendus personnellement. Aussi, conseillerons-nous à nos confrères comme à tous ceux, infirmiers ou gardes-malades, qui auront particulièrement à soigner des cholériques, de ne jamais s'en approcher, surtout dans les salles d'hôpital ou dans les ambulances, sans avoir pris de cette façon de 15 à 20 centigr. de sulfate, d'acétate ou de chlorure de cuivre.

Pour tout prévoir, nous ajouterons que les prescriptions que nous venons de tracer n'ont rien de définitif, qu'elles nous paraissent, il est vrai, très propres à remplir les indications prophylactiques, mais qu'à l'expérience seule il appartient de dire si elles sont suffisantes ou non pour procurer toute l'imprégnation cuprique voulue, comme aussi de prononcer sur leur efficacité.

Traitement curatif.

CHOLÉRINE : Contre la diarrhée prémonitoire, nous conseillons, en outre des moyens ordinaires connus :

1° L'usage de pilules de bioxyde ou bien de carbonate de cuivre, à 1 ou 2 centig., comme pour la préservation — 1 pilule toutes les deux heures et même toutes les heures pour les adultes, et toutes les deux ou quatre heures pour les enfants ;

2° Un quart de lavement au sulfate de cuivre, depuis 0gr,10 jusqu'à 0gr,30, qu'on répétera toutes les six heures jusqu'à répression des garde-robes. Lorsque celles-ci auront diminué en nombre et changé de nature, on cessera progressivement pilules et lavements.

3° Si la cholérine persiste, recourir alors au traitement suivant.

Un mot d'abord sur le traitement des crampes et des autres phénomènes nerveux propres au choléra par les armatures.

S'il est un fait aujourd'hui bien démontré, c'est que les applications du cuivre, sous n'importe quelle forme pourvu que la surface d'application soit suffisamment large, sont souveraines contre les crampes. Il est peu de médecins de bon vouloir qui, dans les épidémies antérieures, n'aient eu occasion, comme le docteur Bouchut, A. Richard et tant d'autres, de vérifier l'exactitude de ces paroles, proférées en 1849 par le professeur Rostan du haut de sa chaire de l'Hôtel-Dieu :

« Ce sont surtout les phénomènes cérébraux qui ont attiré l'attention des médecins. C'est contre eux qu'on a déployé le plus grand nombre de moyens... Mais un moyen spécial, que nous ne devons pas passer sous silence, est un moyen emprunté à la physique et employé par M. Burq, étudiant en médecine, contre les crampes, les douleurs précordiales, les suffocations, etc... Ce moyen consiste en plaques métalliques dont il entoure les membres et le tronc des malades. *Vous avez vu ce moyen employé dans nos salles presque toujours avec succès.* » (Leç. clin., 1849, *Gazette des hôpitaux.*)

Choléra : le choléra aussitôt confirmé, 1° administrer sans retard le sulfate ou bien le bichlorure de cuivre :

A. En potion, depuis 20 centigrammes jusqu'à 60 centigrammes, 1 gramme et plus, suivant les âges, répartis sur les vingt-quatre heures.

La potion sera administrée, suivant l'urgence, de deux heures en deux heures, d'heure en heure, de demi-heure en demi-heure et même tous les quarts d'heure, si le temps presse, par cuillerée à bouche contenant depuis 1 ou 2 centigrammes jusqu'à 3 et 4 centigrammes de sel cuprique.

B. En lavement, depuis 10 centigrammes jusqu'à 50 centigrammes, dans la valeur d'un verre d'eau tiède.

Le lavement sera répété jusqu'à six fois dans les vingt-quatre heures pour les cas graves à marche rapide. S'il est rejeté, on en administrera un nouveau quelques minutes après.

2° Appliquer, à différentes places, sur le corps du patient, qu'il ait des crampes ou non, des armatures de cuivre, soit spéciales, soit formées avec des sous décapés, cousus comme il a été déjà dit, ou bien avec des plaques de cuivre ordinaire. A défaut d'autre chose, fixer sur le ventre un couvercle de casserole, du côté de la partie non étamée, et exercer des frictions sur les membres avec le fond du même ustensile.

Tels sont les moyens qui nous paraissent le mieux indiqués dans le traitement du choléra. Nous les conseillons, non point comme un remède infaillible, même lorsque l'absorption n'est point encore entravée, mais parce qu'une longue expérience nous a démontré qu'il n'en existe point de meilleur.

FAITS ET OBSERVATIONS

RELATIFS A LA PRÉSERVATION ET AU TRAITEMENT DU CHOLÉRA PAR LE CUIVRE.

A. *Préservation provoquée* (*externe*). — Un nombre très respectable de faits, rapportés par Hahnemann, par Tédesco, l'ancien officier de l'armée turque déjà cité, par les docteurs Cléver de Maldini, Raymond, Pionnier, Fournier, Maillet, etc., et, tout récemment, par MM. Vulpian et Larrey, tendent à prouver que la préservation peut s'obtenir par de simples applications de cuivre sur la peau.

M. Maillet, ex-médecin des mines d'or d'Ikouno, a témoigné, dans une relation publiée par la *Gazette des Hôpitaux* du 27 janvier 1880, que, lors d'une violente épidémie qui régna au Japon en 1879, il fit fabriquer, sur les lieux, des ceintures de cuivre semblables à celles que nous préconisions dès le choléra de 1853-1854, que presque tous les habitants d'Ikouno s'en pourvurent et qu'aucun n'eut le choléra. « Il faudrait, dit notre distingué confrère, une coïncidence bien extraordinaire pour qu'aucun de mes porteurs de ceinture ne se soit trouvé dans la centaine de cholériques que j'ai eu à soigner (moitié environ moururent) si la ceinture de cuivre n'avait eu aucune valeur prophylactique. »

« En ce moment même, aurait dit M. le professeur Vulpian, à Mékong, dans le delta du Gange et en Égypte, les officiers français et anglais se protègent par le cuivre (1). »

Dans la séance de l'Académie des sciences du 13, au cours d'une discussion engagée par M. Thénard sur la toxicité du cuivre, à propos d'une communication faite en notre nom par M. le profes-

(1) Dans une note, envoyée de Dieppe à l'Académie des sciences, M. Vulpian s'est défendu d'avoir tenu un tel langage. L'article qui nous en avait fourni le texte a paru dans le *Gaulois* du 25 juillet, et c'est seulement près d'un mois après, le 20 août, que M. Vulpian a protesté. Il nous était donc bien permis, entre temps, de croire que l'*Intervieuwer* du *Gaulois* avait dit vrai dans le long article paru sous ce titre en grande vedette : *Le choléra devant M. le professeur Vulpian.*

seur H. Bouley, M. le baron Larrey a dit qu'il tenait d'un ancien médecin distingué de la marine, le docteur Méray, de Paris, que dans l'épidémie de 1832 il fit avec succès usage de plaques de cuivre pour se préserver, lui, les siens et différentes personnes de son entourage. Si M. Larrey n'a commis aucune erreur de date, le fait qu'il a rapporté serait bien curieux, car il résulterait d'une sorte de prescience, aucune observation sur l'immunité des ouvriers en cuivre n'ayant encore été faite à l'époque de la première apparition du fléau en France, ou, du moins, consignée nulle part, *à notre connaissance.*

A ces observations nous pourrions en ajouter nombre de personnelles. Mais nous n'en ferons rien pour deux raisons : la première, parce que nous tenons à éviter, autant que faire se peut, de nous servir de propre témoin, et la deuxième, parce que nous estimons que la préservation externe, *toute seule,* ne saurait donner une sécurité suffisante.

B. *Préservation provoquée (interne).*— La légende qui a régné si longtemps sur l'extrême toxicité du cuivre et qui hante encore tant d'esprits, et des meilleurs, on vient de le voir dans la discussion soulevée à l'Académie des sciences par M. le baron Thénard, a fait échouer nos tentatives de préservation interne. A part quelques fidèles, dont le chiffre est trop minime pour qu'il y ait lieu d'en rien conclure, on s'y montra toujours absolument réfractaire. Les médecins homœopathes, et Hahnemann à leur tête, citent bien des cas nombreux où le cuivre, combiné avec le veratrum, aurait préservé ; mais, comme la métallothérapie ne prétend agir qu'avec des doses massives, ce n'est point dans l'homœopathie que nous irons chercher des arguments.

C. *Préservation mixte — interne* et *externe* tout à la fois — n'a point, bien entendu, obtenu plus de faveur. Il en existe pourtant un cas très significatif. C'est celui que nous avons publié sous ce titre : *Un Épisode de l'épidémie de Toulon.* Comme il est particulièrement concluant, nous allons le rapporter, non sans nous excuser d'être obligé ici de nous mettre personnellement en scène.

Le jour même où le choléra faisait sa quatrième apparition en France (épidémie de 1865), je décidais que j'irais à sa rencontre, comme je l'avais déjà fait, en 1853, en me rendant à Londres attaqué avant Paris, mais après avoir pris soin, cette fois, de m'armer de pied en cap.

En conséquence, Toulon nous avait à peine envoyé ses plus sinistres bulletins que déjà, le 20 septembre, je m'appliquais une armature de 50 disques de cuivre, représentant ensemble une surface d'application de 2 1/2 à 3 décimètres carrés.

Deux jours après, le 22, je commençais l'usage du sulfate de cuivre en lavement, matin et soir, à dose progressive, à partir de 6 centigrammes, et j'y joignais bientôt des frictions aux aines et aux aisselles avec une pommade contenant 1/15e du même sel.

Le 28, j'avais doublé le nombre de disques de cuivre et porté la dose du sel cuprique, en lavement, à 12 centigrammes. Je partis alors et, après un séjour préparatoire de quatre jours à Marseille où l'épidémie était en décroissance, j'entrai dans le foyer pestilentiel. Jusque-là rien autre chose à signaler qu'une grande fatigue acquise à enquêter les ateliers à cuivre de Marseille et de ses faubourgs, des selles difficiles et de petits accès de fièvre le soir.

Le 29, par une chaleur accablante, je vais et je viens dans Toulon, puis, je me rends à la Seyne. J'y inspecte l'infect ruisseau sur les bords duquel le fléau avait fait ses premières et si nombreuses victimes; je visite les établissements de la Cie des Forges et Chantiers de la Méditerranée, je m'y renseigne minutieusement sur la mortalité de ses ouvriers, au nombre de deux à trois mille, et je ne rentre en ville qu'à la fin du jour, en compagnie, sur le même bateau, des forçats qui venaient d'enterrer les morts! Dans la nuit fièvre violente, mais ni vomissements ni selles; constipation persistante au contraire.

Cependant, le lendemain, 30, étant le jour convenu avec le docteur Minvielle, médecin en chef, pour commencer à l'hôpital militaire les expériences que j'avais projetées, je m'y rends de bonne heure, après avoir pris un quart de lavement avec 15 centigrammes de sulfate et m'être plastronné de cuivre. J'y rencontre le docteur Tourette qui, entré en expérimentation depuis la veille, me fait les honneurs des malades qui lui ont été confiés et qu'il traite exclusivement par l'eau glacée, en boisson et en lavements. Les miens, que j'ai demandés vierges de tout traitement, seront pris plus tard, dans la journée, parmi les entrants. En attendant, afin de ne pas perdre de temps, je me rends dans un faubourg de Toulon pour y enquêter une importante fonderie de cuivre. J'en reviens très fatigué et je me dirige, malgré tout, vers l'hôpital militaire.

A ce moment, le docteur Guillabert, marchant à ma rencontre, m'annonçait que Tourette venait, lui aussi, d'être terrassé par le fléau, et qu'il me réclamait pour lui appliquer mes armatures contre les crampes devenues féroces. Je me détourne alors de mon chemin; je me rends auprès de l'infortuné confrère et je fais ce qu'il désire. Mais hélas! je ne puis le déterminer à accepter un autre traitement que celui qu'il préconise, « *l'eau glacée seule lui suffit* », et la potion au sulfate de cuivre que je lui propose, il la refuse. Entre temps l'heure s'écoule, et lorsque je me retire, il est déjà trop tard pour mon entrée en campagne. D'ailleurs, je suis à bout de forces, brisé par l'émotion et je tremble déjà la fièvre.

Je rentre donc à mon hôtel. Après avoir vidé mon intestin à grand'peine, je prends un lavement semblable à celui du matin, je fais un repas des plus sommaires et je me couche. Deux heures plus tard mes dents claquaient, un froid intense m'envahissait et, au même moment, Tourette, qu'on avait transporté à l'hôpital de Saint-Mandrier, rendait le dernier soupir!... Venait ensuite une sueur profuse.

Le lendemain, un dimanche, sur les injonctions des docteurs Laure et Minvielle, accourus à mon aide, je dus quitter Toulon pour aller me reposer à Hyères et m'y soumettre à la médication quinique.

Une fois arrivé à destination, je profitai de ce que la ville d'Hyères était restée indemne pour quitter armatures, frictions et lavements et j'employai de suite le sulfate de quinine. De plus, afin de mieux assurer le succès du fébrifuge et vaincre la constipation opiniâtre à laquelle je n'avais cessé d'être en proie depuis les lavements au cuivre, je pris, coup sur coup, deux bouteilles de limonade Rogé. Ces purgations, plus un grand bain, achevèrent de me remettre à peu près dans l'état primitif et, pour aider à l'élimination du cuivre qui pouvait encore me rester, je pris vers le huitième jour une troisième bouteille de limonade. Je rentrai après cela à Toulon, sans prendre, cette fois, d'autre précaution que de renouveler ma provision de solution titrée (à 1/5e) de sulfate de cuivre ammoniacal, afin de l'avoir sous la main pour agir de suite, le cas échéant: je voulais faire une contre-épreuve.

Tout alla bien d'abord. Le 5 octobre, je visitai de nouveau l'arsenal, sous la conduite de M. Brun l'un des ingénieurs qui y étaient attachés. Ainsi que je l'écrivais dans la *Gazette des hôpitaux* du 19 mai 1866 et que je l'ai répété depuis devant le Congrès international d'hygiène de Paris, « tous les ouvriers en cuivre de l'Arsenal, au nombre de 250 à 300, rassurés par mes recherches, étaient restés à leur poste, tandis que les autres avaient fui. Leur énergie au travail semblait avoir doublé, comme s'ils eussent voulu s'imprégner davantage du métal qui les protégeait, et pas un, sauf un ouvrier tourneur à la machine, du nom de Glaize, que la mort de son enfant avait éloigné des ateliers et jeté dans une profonde perturbation morale, n'avait été atteint, à cette date, même légèrement!... »

Au bout de trois ou quatre jours, le 8 ou le 9 octobre, je revins à Marseille, toujours en parfait état de santé. Dans cette ville, je commis un jour l'imprudence d'aller visiter longuement le canal de la Durance par une pluie battante, et, dès le lendemain, j'étais pris d'une cholérine des plus intenses. J'entonnai alors du cuivre par le haut et par le bas, je me réappliquai les armatures et je quittai en hâte Marseille pour me diriger sur Paris où l'épidémie commençait à sévir, mais déjà en tel état que je dus successivement m'arrêter à Orange et à Lyon, et m'aliter ensuite au Montêt, en Saône-et-Loire : ce ne fut qu'au bout d'une huitaine que je pus remonter en chemin de fer.

Ainsi donc, préservation absolue et constipation opiniâtre pendant tout le temps que je fus sous l'influence de l'action du cuivre *extra* et *intus*, puis attaque de choléra dès que le métal eut été éliminé par des purgations répétées et l'abstention, élimination qui fut d'autant plus facile que mon imprégnation cuprique, de date récente, n'avait duré qu'une dizaine de jours.

Ici tout commentaire nous paraît superflu.

Ajoutons que, l'année suivante, je repris, au moment voulu, le traitement préservatif mixte et que, pendant six semaines que je vécus presque dans la salle de cholériques de l'Hôtel-Dieu et fis vingt-deux autopsies dans cette misérable cave de la rue Saint-Julien-le-Pauvre décorée du nom d'amphithéâtre, il ne m'arriva point, un seul jour, d'avoir à lutter contre autre chose qu'une grande constipation, qui reparut dès que je me fus remis aux lavements cuivreux.

Passons maintenant à la question du traitement et donnons-lui les développements auxquels elle a droit.

Traitement. — C'est dans l'épidémie de 1853-1854 que nous fîmes, pour la première fois, l'application des sels de cuivre à la guérison du choléra. Une quinzaine de malades bénéficièrent du nouveau traitement. Le fait le plus remarquable fut celui d'un certain M. R., caissier dans une grande maison de la rue du Sentier. Nous avons rapporté cette observation, pages 31 et suivantes, dans notre monographie, *Du cuivre contre le choléra*, d'après la narration même que, dans le temps, M. R. se plut à faire de son cas pour réparer, en ce qui le concernait, un acte d'indigne piraterie médicale auquel avaient collaboré, hors de notre présence, trois éminents confrères, scandalisés sans doute par la vue des casseroles que, faute de pouvoir mieux faire sur le moment, nous avions introduites dans le lit du patient, et par ce fait que nous nous étions condamné à lui administrer nous-même les gouttes de solution cuprique de peur que la terreur du remède n'empêchât d'exécuter à la lettre nos prescriptions. Cet acte, qui eut pour résultat de nous enlever le malade au moment même où il touchait à sa guérison, ouvrit, avec le rapport secret dont nous avons parlé plus haut, la série de tous les méfaits confraternels qui, sur la question spéciale du cuivre, sont, depuis, venus s'ajouter à ceux dont les expériences métallothérapiques, que nous fîmes en 1849 à la Salpêtrière, fournirent le premier prétexte.

Comme l'honneur de la profession n'a rien à gagner à ce que nous remuions ici la cendre du passé et que, d'ailleurs, beaucoup de ceux que nous serions obligé de mettre en cause ne sont plus de ce monde, passons et réservons-nous pour les adversaires qui peuvent encore nous répondre. Passons aussi, pour les raisons qui ont été déjà dites, sur les autres observations qui nous furent exclusivement personnelles dans l'épidémie de 1865-1866 aussi bien que dans celle de 1853-1854, et arrivons de suite aux faits qui, comme on va le voir, sont hors de toute contestation.

L'*Union médicale* et, après ce journal, la *Gazette des hôpitaux*, inséraient en octobre 1865, sous ce titre : *Traitement du choléra par le sulfate de cuivre*, la note suivante du docteur Lisle, médecin en chef de l'asile des aliénés de Marseille.

« Marseille, le 16 octobre 1865.

« L'épidémie cholérique qui désole la ville de Marseille depuis trois mois, a été plus sérieuse et plus meurtrière qu'on ne l'a cru au dehors. Elle a été grave surtout dans notre asile, où, sur une population de moins de 1,000 habitants, nous avons eu, du 29 juillet au 14 octobre courant, plus de 150 cas de cholérine, embarras gastriques et autres affections intestinales, et 68 cas de choléra parfaitement caractérisé, — 40 chez les hommes et 28 chez les femmes, — qui ont donné 35 décès (17 hommes et 18 femmes).

« Les 14 premiers malades (tous des hommes) ont été traités par les moyens les plus généralement acceptés : 12 sont morts plus ou moins rapidement, les 2 autres ont eu une convalescence des plus difficiles et qui s'est prolongée au delà de six semaines. Cela était peu encourageant. Je savais, d'ailleurs, que mes confrères n'étaient guère plus heureux. Que faire cependant? J'avais bien lu dans les journaux de Marseille deux ou trois articles recommandant vivement les préparations de cuivre, d'*après les idées plutôt théoriques que pratiques de M. le docteur Burq* (1), mais, comme tant d'autres, je me défie de tous les remèdes vieux ou nouveaux qui nous viennent par les journaux politiques. J'en étais là lorsqu'on me communiqua votre numéro du 22 août dernier, contenant un long article de M. le docteur Burq sur les propriétés prophylactiques des armatures et des sels de cuivre. *Quoique ce praticien ne parût pas avoir employé les sels de cuivre à l'intérieur, et n'invoquât son expérience personnelle que pour le traitement des crampes par des applications externes de ce métal*, cela devenait plus sérieux, et je me décidai à en essayer.

« L'occasion ne tarda pas à s'en présenter. Le 30 août dernier, à six heures du matin, une jeune femme robuste et pleine de santé, qui est à mon service depuis mon arrivée à Marseille, fut prise tout à coup des symptômes les plus graves. »

Suit l'indication des phénomènes observés et du traitement institué.

« Malgré ce traitement, les symptômes s'aggravèrent rapidement, et, à une heure, tout faisait présager une mort prochaine; le pouls était tout à fait insensible; la figure et la langue cyanosées et froides; les extrémités étaient glacées jusqu'au genou et jusqu'au coude, et avaient pris une teinte bleuâtre; la diarrhée et les vomissements continuaient et n'étaient plus volontaires; les crampes étaient toujours très douloureuses. C'est alors, qu'après en avoir conféré avec mon collègue chargé du service des femmes, qui jugeait comme moi la mort imminente, je me décidai à administrer à ma malade, dans une cuillerée d'eau sucrée, en même temps que deux gouttes de laudanum, quatre gouttes d'une solution de sulfate de cuivre, préparée, je le croyais du moins, d'après les indications de M. le docteur Burq. Une heure et demie après, un changement inespéré s'était produit : les crampes et les vomissements avaient diminué de fréquence et d'intensité; l'expression de la physionomie était moins anxieuse; la chaleur revenait peu à peu; la langue surtout et l'haleine étaient moins froides; cependant le pouls restait insensible et la diarrhée était encore abon-

(1) Les parties soulignées ici et d'autres qui suivront l'ont été par nous-même afin de faire ressortir de suite les choses si inattendues qu'elles expriment.

dante. Je préparai immédiatement une potion contenant cinq gouttes de laudanum et dix gouttes de la solution de sulfate de cuivre, qui fut administrée d'abord par cuillerée, puis par demi-cuillerée, et d'heure en heure.

« Vers le soir, cessèrent complètement les crampes et, un peu après, les vomissements. Le pouls et la chaleur revinrent dans la nuit; la diarrhée, après avoir diminué également pendant la nuit, était à peu près insignifiante dès le matin du second jour. Enfin, quoique la soif fût encore très vive, la malade se trouvait déjà si bien qu'elle parlait de manger. La potion cuivreuse fut prise tout entière et ne fut pas renouvelée.

« Deux jours après l'invasion de la maladie, la malade put faire un voyage fatigant, pour aller dans son pays, et aujourd'hui elle se porte à merveille.

« Ce fait me parut assez concluant pour faire cesser toutes mes hésitations, et depuis ce jour tous mes cholériques ont été soumis au même traitement. Cependant, j'ai peu à peu fait subir à la formule quelques modifications que je vous ferai connaître tout à l'heure. Je dois auparavant vous soumettre quelques chiffres dont je vous garantis la parfaite exactitude.

« Je vous ai déjà dit que j'ai eu jusqu'ici 40 cas de choléra dans mon service, et je crains que ce ne soit pas encore fini; le dernier est mort hier. Vous savez ce que sont devenus les 14 premiers; les 26 restants ont été soumis au traitement par le sulfate de cuivre, et 5 seulement sont morts, 21 ont donc été guéris, et chez le plus grand nombre, la convalescence a été prompte et de peu de durée. La maladie réelle et sérieuse n'a pas duré plus de vingt-quatre, quarante-huit ou peut-être soixante-douze heures, et la convalescence, six, huit, dix ou quinze jours, et, chez le plus grand nombre aussi, la période de réaction a été nulle ou tout à fait insignifiante. Et, chose digne de remarque, les principaux symptômes (crampes, vomissements, froid, diarrhée) ont suivi à peu près constamment, dans leur diminution et leur disparition successives, la même marche que chez la malade dont je viens de vous résumer l'observation.

« Cependant je dois insister sur un point essentiel; tous ces malades étaient aussi gravement atteints que les premiers, au moment où je les ai vus pour la première fois; tous, à une exception près, avaient des déjections abondantes par haut et par bas, dont la matière était des plus caractéristiques; tous avaient des crampes plus ou moins violentes; chez tous, le dernier excepté, les urines ont été supprimées pendant plus de vingt-quatre heures et, chez plusieurs, pendant deux ou trois jours; tous, moins trois ou quatre, offraient des traces évidentes de cyanose, avaient la langue et les extrémités froides à des degrés variables, le pouls petit, filiforme, et quelques-uns tout à fait insensible.

« Pour donner toute leur valeur aux faits qui précèdent, je dois vous dire quelques mots des cinq malades qui ont succombé.

« Le premier était atteint de paralysie générale arrivée à sa dernière période. Il était retenu au lit, depuis près de deux mois, par une de ces diarrhées ultimes que rien n'arrête. On peut dire que le choléra n'a réellement frappé qu'un cadavre.

« Le second est mort en sept heures d'un de ces choléras secs qui, au dire de tous, tuent plus promptement et plus sûrement que l'autre. Il n'avait pu prendre que deux cuillerées de la potion cuivreuse.

« Un autre est frappé subitement par des symptômes tellement graves, que, dès la première vue, je jugeai tout traitement devoir être inutile. Je lui administrai cependant le sulfate de cuivre, qui parut enrayer un instant la marche de la maladie; les vomissements, qui étaient très fréquents, cessèrent même entièrement vers la troisième heure; mais les autres symptômes s'aggravèrent rapidement, et le malade succomba après neuf heures de souffrance.

« Les choses se sont passées tout autrement chez le quatrième: cet homme paraissait aussi gravement atteint pendant les premières heures que le précédent: le pouls surtout était complètement insensible, et est resté tel pendant onze heures au moins; cependant, une amélioration lente, mais constamment progressive, se manifesta sous l'action du sulfate de cuivre; si bien que, vers la vingtième heure après l'invasion de la maladie, le patient paraissait entrer en pleine réaction. Cet état dura deux jours, et le malade avait déjà pris un peu de bouillon et de vin, lorsqu'il tomba dans un grand affaissement suivi d'un coma profond dont ne purent le sortir ni des sinapismes fréquemment répétés, ni un large vésicatoire appliqué sur la région épigastrique, qui paraissait très douloureuse, ni, enfin, dix sangsues appliquées aux tempes. Il est bon de noter qu'il y avait eu, à la fin du troisième jour deux vomissements d'une matière verdâtre suivis de nausées très pénibles. A la fin du quatrième jour, le malade eut quelques convulsions et s'éteignit à la fin de l'une d'elles. D'où venait ce coma si persistant? d'où venaient surtout les convulsions qui n'ont jamais été signalées, que je sache, dans la période ultime du choléra? J'y reviendrai un peu plus bas.

« Enfin, le cinquième, jeune épileptique, d'une constitution débile, affaibli encore par des attaques très fortes et fréquentes, est mort hier, après quatre jours de maladie, sans avoir présenté d'autres symptômes du choléra que quelques vomissements caractéristiques et un refroidissement général qui, après quelques alternatives de diminution et de recrudescence, a fini par l'emporter.

« Aux chiffres qui précèdent, je dois encore ajouter un petit nombre de femmes que j'ai traitées par le sulfate de cuivre. Ce nombre a été de 6, en y comprenant toutefois une sœur hospitalière et la jeune fille dont j'ai rapporté plus haut l'observation. Deux sont mortes, et, chez toutes les deux, la mort est survenue à la fin du quatrième et du cinquième jour, et a été précédée d'un coma profond et de convulsions, absolument comme dans le fait que j'ai observé dans la section des hommes.

« Ainsi donc, en résumé : 68 malades, hommes et femmes, ont été atteints du choléra depuis son invasion à l'asile jusqu'à ce jour. Sur ce nombre, 36 ont été traités par les moyens ordinaires et ont donné 8 guérisons contre 28 décès ; 26 hommes et 6 femmes, ensemble 32, ont été traités par le sulfate de cuivre : 7 de ces malades sont morts et 25 ont été guéris.

« Voilà les faits dans toute leur sincérité ; je les offre avec confiance aux réflexions et à l'appréciation de mes confrères : *sont-ils assez nombreux et assez concluants pour me permettre d'affirmer que j'ai définitivement résolu le problème de la guérison du choléra?* Ce que j'ai obtenu, au milieu d'une population d'aliénés que j'avais constamment sous la main et que je pouvais visiter à toute heure du jour et de la nuit, se reproduira-t-il partout et toujours dans des conditions bien différentes de la pratique hospitalière et civile? Je ne sais vraiment qu'en penser. Des expériences nouvelles, pratiquées sur une grande échelle, pourront seules répondre d'une manière satisfaisante à ces difficiles questions. J'ose donc espérer que *mon appel sera entendu* par des médecins des divers pays que l'épidémie peut envahir encore, et que, avant peu, la lumière sera faite.

« En attendant, et avant de finir, permettez-moi, monsieur le rédacteur en chef, de déterminer les conditions de ces expériences en vous indiquant avec précision le mode d'administration auquel je me suis arrêté, après les tâtonnements des premiers jours.

« Je dois avouer d'abord que, *malgré les affirmations si positives* de M. le docteur Burq, je n'avais accepté ses formules qu'en tremblant. Je ne comprenais pas comment un malade, même atteint du choléra, pourrait avaler, sans un danger sérieux, dans l'espace de vingt-quatre heures, un gramme et même beaucoup plus d'une substance aussi active que le sulfate ou l'acétate de cuivre. Il me semblait inévitable que chaque prise fût suivie de vomissements violents, et je comprenais encore moins que les vomissements ainsi provoqués dussent avoir une action curative efficace.

« Aussi, quel fut mon étonnement lorsque je vis, au contraire, ce symptôme si grave et si douloureux diminuer rapidement, pour disparaître tout à fait sous l'action des médicaments ingérés. Ce phénomène étrange s'étant renouvelé chez plusieurs malades, je soupçonnais une erreur dans la préparation du remède ; je m'informai, et j'appris, en effet, que, pour préparer la solution titrée au cinquième que j'avais demandée, on avait fait dissoudre 5 grammes de sulfate de cuivre dans 100 grammes d'eau distillée. Une erreur à peine croyable m'avait donné la véritable formule, et tout me fut expliqué. On n'avait pas même donné à mes malades le cinquième de la dose prescrite. Au lieu de les faire vomir, le sulfate de cuivre, pris ainsi, avait été absorbé et porté dans le torrent circulatoire où il avait neutralisé le poison cholérique. Il y avait là quelque chose qui ressemblait beaucoup à l'action du sulfate de quinine dans un accès de fièvre pernicieuse.

« Je n'ai pas besoin de vous dire, monsieur le rédacteur, que je m'en suis tenu à ma solution au vingtième, tout en bénissant le hasard heureux qui l'avait mise entre mes mains. Je fais donc préparer une solution contenant :

Sulfate de cuivre	5 grammes
Eau distillée	100 —

« Puis, avec cette solution, je fais composer une potion contenant :

Solution de sulfate de cuivre au 20e .	1gr,50
Laudanum de Sydenham.	10 gouttes
Eau sucrée	120 grammes.

« Cette potion est administrée au malade le plus près qu'il est possible du début de la maladie, à l'exclusion de toute autre médication : dans les cas très graves, par cuillerée à café de quart d'heure en quart d'heure ; par demi-cuillerée à bouche de demi-heure en demi-heure dans les cas moyens : et enfin d'heure en heure dans les cas légers. On continue ainsi jusqu'à ce que la chaleur soit revenue à la peau et à la langue, et que le pouls se soit un peu relevé. Ensuite les prises ne sont plus données que toutes les trois ou cinq heures, et l'on cesse complètement aussitôt que l'état du malade permet d'espérer que la période algide est terminée. C'est là la marche que j'ai suivie à peu près constamment. Mais il n'est pas douteux qu'elle ne puisse être modifiée suivant les circonstances. Cependant je dois ajouter que, pour chaque prise successive, je n'ai jamais donné au delà d'une demi-cuillerée à bouche de la potion, sinon peut-être au début, dans les cas les plus graves, où je commençais par une cuillerée entière. »

Lisle fait connaître ensuite les moyens accessoires auxquels il a eu recours et se livre à une disquisition tendant à établir : 1° que le cuivre, même à la faible dose où il l'avait administré, n'était peut-être pas étranger aux phénomènes cérébraux, « subdelirium, délire même, assoupissement plus ou moins profond et même un peu de coma ; puis un état adynamique inquiétant », observés consécutivement chez les malades qui en avaient pris davantage, comme si Lisle ignorait que les troubles qu'il énumère sont précisément monnaie courante dans la période de réaction du choléra ; 2° qu'il y aurait alors utilité à faire emploi du fer réduit par l'hydrogène afin de neutraliser l'excès du cuivre ingéré.

Puis, la note se termine par cette réflexion :

« Si les choses se sont passées comme je viens de le dire, que deviendraient les malades auxquels on administrerait les quantités de sulfate de cuivre conseillées par le docteur Burq ?

« E. Lisle. »

La note ci-dessus fut publiée et commentée partout. Velpeau en fit même l'objet d'une communication spéciale à l'Académie des sciences. Aussi produisit-elle, avons-nous besoin de le dire, la plus grande sensation ; et bientôt on ne parla plus que du docteur Lisle et de son traitement. Quant à son inspirateur, à peine en fut-il question ! Nous savions bien, qu'en définitive, il se trouverait un jour quelqu'un pour faire justice de la phrase stupéfiante dans laquelle le docteur Lisle s'attribuait implicitement la solution du redoutable problème ; mais, en attendant, celle qui terminait sa note nous rendait singulièrement perplexe. Ces mots si malencontreux : « que deviendraient les malades auxquels on administrerait les quantités de sulfate de cuivre conseillées par le docteur Burq », ne pouvaient, en effet, qu'accroître les terreurs déjà si grandes inspirées par le remède, et nous avions, nous, la conviction que si le cuivre, administré à faible dose, avait pu rendre à l'asile des aliénés de Marseille les services signalés dont témoignait son médecin en chef, services incontestables puisqu'ils s'étaient produits au grand jour, sous l'œil de l'administration et avec un collègue et des élèves pour témoins, et pourrait en rendre également dans la pratique privée, c'est-à-dire lorsque l'on a le malade presque sous la main et que le médecin est appelé à intervenir de suite, ainsi qu'avait pu le faire le docteur Lisle; par contre, de fortes doses étaient nécessaires quand, comme dans la pratique nosocomiale courante, il en est autrement et qu'on est obligé de se hâter de mettre à profit les dernières chances d'absorption qui restent.

Cette conviction n'était, hélas! que trop bien fondée, l'expérience ne tarda point à le démontrer. Dans les hôpitaux de Paris, où Lisle seul avait trouvé crédit, ni Pidoux, ni Gubler, ni M. Mesnet, ni d'autres n'obtinrent, en effet, rien qui vaille. Le docteur Stoufflet, que nous ne pouvions point ne pas retrouver ici, a bien dit encore, dans sa si véridique thèse iuaugurale, que « Pidoux avait donné, à l'hôpital Lariboisière, le sulfate de cuivre à la dose de 75 centigrammes; mais son affirmation vaut tout juste celle qui avait fait de la dame Leverbe un fondeur en cuivre. Seulement ce médecin a abusé ici le lecteur à moins de frais : il lui a suffi de déplacer une virgule. Avons-nous besoin d'ajouter que les malades furent tous bien choisis, et que ce n'est que sur des cas désespérés que ces maîtres, si habitués cependant à manier sans sourciller le mercure, l'arsenic et les alcaloïdes les plus violents, purent se décider à faire leurs essais.

Dans la clientèle privée, où les conditions étaient sensiblement les mêmes que celles au milieu desquelles avait opéré le docteur Lisle, ce fut tout autre chose. Voici, par exemple, pour nous en tenir aux faits les plus authentiques, les titres et des extraits textuels des principales observations qui ont été publiées, par l'*Union médicale* et la *Gazette des hôpitaux,* en 1865 et 1866 :

Union médicale, 9 observations.

« Peu satisfait des médications que j'avais jusque-là employées contre le choléra confirmé, sitôt que j'eus connaissance des succès qu'avait obtenus M. le docteur Lisle avec le sulfate de cuivre, je me décidai à l'expérimenter.

a) « Cas, chez une femme âgée de cinquante et un ans, qui, *à première vue, m'avait paru désespéré.*

« Les selles et les vomissements furent arrêtés dans la journée; le froid de la peau diminua un peu le soir. Le dénouement n'en fut pas moins fatal. » *Mort.*

b) « Homme de trente-six ans. Depuis la veille, une quarantaine de selles et, depuis le matin, vomissements incessants.

« Dans la nuit, cessation de la diarrhée, mais persistance des vomissements, ce qui me fait cesser la potion. » *Guérison.*

c) « Femme de cinquante et un ans, diarrhée riziforme.

« Vomissements et crampes; point de cyanose marquée.

« Cessation graduelle des accidents à la suite de l'administration de la potion cuprique.

d) « Le mari de la précédente, âgé de soixante et onze ans, présente, trois jours plus tard, les mêmes symptômes. — Même traitement. » *Guérison.*

e) « Le fils, âgé de vingt-deux ans, est attaqué bien plus gravement.

« Je le trouve couché, avec son père, sur une paillasse étendue par terre; il n'y a, dans le cabinet étroit occupé par toute cette famille, composée de cinq personnes, cabinet sans foyer, qui n'est éclairé et aéré que par une petite lucarne et par la porte, il n'y a qu'un lit de sangle et une paillasse étendue sur le carreau. La potion, à 7 centigrammes de sulfate de cuivre, a fait graduellement cesser les symptômes alarmants. » *Guérison.*

f) « Dans la même maison, enfant âgé de vingt mois. Diarrhée, vomissements et froid prononcé, coma. En le quittant le soir, je n'espérais pas le retrouver vivant. Contre mon attente, il s'est réchauffé et ranimé. Aujourd'hui, quoique très abattu, il est dans un état qui donne tout espoir. » (Le résultat final n'a point été publié.)

g) « Homme âgé de quarante ans, diarrhée blanche, vomissements et crampes violentes : est promptement sorti du danger à la suite de deux potions au sulfate de cuivre (14 centigr. en tout). » *Guérison.*

« En somme, voilà sept cas dans cinq desquels la solution cuprique a paru manifestement avantageuse.

« Dr Ch. Pellarin. *Paris-Montrouge, 7 novembre 1869.* »

h,i) « *Cas gémellaires de choléra consanguin. Guérison immédiate* de la cyanose algide par le sulfate de cuivre.

« Blandet, Membre de la Société médico-chirurgicale. »

Total donc des résultats obtenus en ville, publiés par l'*Union Médicale : sept guérisons, plus une guérison* probable au moment où le docteur Pellarin rédigeait sa publication, et *un décès.*

Gazette des hôpitaux, 7 observations.

j) « Mme Y..., prise la nuit de vomissements, diarrhée blanche, douleurs épigastriques, crampes, froid...

« Le matin, potion avec 5 centigrammes de sulfate de cuivre. Amélioration progressive, le lendemain. Guérison complète.

« Dr Arnal, médecin de l'Empereur. 1er mai 1866. »

Nous passons sous silence deux cas qui nous ont été communiqués par le vénérable M. G. Monod, parce qu'ils n'ont point été publiés et que nous craignons, d'ailleurs, que nos souvenirs nous servent mal.

k) « M. D..., dix-huit ans. Dans la nuit, diarrhée extrêmement abondante, riziforme, le liquide coule comme de source, vomissements, pouls très petit et très fréquent. Traitement : ipéca, glace, potion de Rivière; sous-nitrate de bismuth... L'affection s'aggrave d'heure en heure.

« Le lendemain, face grippée, yeux caves, peau froide et cyanosée, crampes, vomissements, pouls très petit, *le malade étouffe.* Alors, potion au sulfate de cuivre, d'après la formule du docteur Lisle, et, dès la première cuillerée, mieux sensible. A partir de ce moment, un seul vomissement, l'étouffement a été comme jugulé, peu à peu les selles se sont éloignées, la cyanose a disparu, la chaleur est revenue, il n'y a plus eu ni coliques, ni crampes... *Guérison.*

« Ce qui m'a surtout frappé c'est la soudaineté dans ce changement de scène, puis la rapidité de la convalescence.

« Dr Berger. »

l) « G..., trente-neuf ans, épicier à Meudon, malade depuis quatre jours. Les moyens ordinaires lui sont d'abord appliqués. Son état s'aggrave.

« Le lendemain, miction nulle, pulsations d'une extrême faiblesse et rapides, selles plus fréquentes, yeux ternes.

« Une potion à 10 centigrammes de sulfate de cuivre est administrée ; je jette dans le lit et j'étends sur toute la surface du corps du malade de la calamine (oxydule de cuivre), et je roule autour de ses membres des bandes de cuivre mince.

Cinq heures après, un peu de mieux, moins de crampes, le pouls se laisse deviner, la réaction s'annonce. Nouvelle potion, cette fois à 12 centigrammes; le mieux s'accentue.

« Le soir, troisième potion à 15 centigrammes.

« Le lendemain, facies meilleur, mais pas d'urine. Un quart de lavement avec 15 centigrammes de sulfate de cuivre est ajouté au traitement. Le soir, le mieux se maintient, le lavement n'a pas été rendu.

« Le jour suivant, ni selle, ni vomissement depuis la veille, 200 grammes d'urine, pouls à 95 (au lieu de 105) et solide. *Guérison.*

« Total du cuivre administré 30 centigrammes en potion, et 15 centigrammes en lavement.

« Dr Groussin. »

Revue clinique hebdomadaire, Paris, 23 février 1867.

« Si nous revenons encore sur le traitement du choléra par le sulfate de cuivre, c'est parce qu'il nous a paru que le dernier mot n'avait pas été dit encore sur la valeur réelle de cette médication. Voici quelques faits que nous communique M. le docteur Dufraigne, de Meaux, ancien interne des hôpitaux.

« Dr Brochin. »

m) « P..., berger, trente-deux ans..., vomissements et selles caractéristiques incessants, crampes féroces, angoisse épigastrique des plus vives, yeux excavés, aphonie, froid général, mais encore un peu de pouls.

« La mort me paraissant imminente, je me décide à tenter la médication cuprique. Je prescris 12 centigrammes de sulfate de cuivre dans une potion de 125 grammes, à prendre par cuillerée à café de dix minutes en dix minutes.

« Le soir, à neuf heures, un peu d'amélioration, mais toujours pas d'urine, pas de pouls, voix absolument éteinte.

« Seconde potion, cette fois, à 15 centigrammes.

« Le lendemain, vers neuf heures, je retourne sans beaucoup d'espoir auprès du malade, et, à ma très grande surprise, je trouve la chaleur revenue, je sens le pouls, vomissements et selles sont devenus rares, presque plus de crampes.

« Troisième potion, à 15 centigrammes, dont je fais éloigner les doses. » *Guérison.*

n) « B..., cinquante ans..., invasion subite dans la nuit. Selles et vomissements caractéristiques au même moment. Un peu plus tard, crampes se répétant sans cesse, voix éteinte, cyanose des extrémités.

« Potion à 15 centigrammes de sulfate, à prendre de dix minutes en dix minutes.

« Dès la troisième cuillerée, les vomissements cessent ; un peu plus tard, disparition des crampes, diminution des selles ; au bout de six heures, je constate que le pouls s'est relevé et que B... s'est réchauffé.

« Le lendemain retour des urines, le malade demande à manger...

« La rapidité de la guérison et la promptitude avec laquelle s'est établie et confirmée la convalescence m'ont rempli d'étonnement. »

o) « G..., lavandière, choléra confirmé à la première période. Guérison en quelques heures. »

p) « A..., enfant de huit ans : choléra foudroyant; les crampes étaient si fortes que les voisins s'étaient sauvés pour ne pas entendre ses cris; plus de pouls et cyanose. Potion à 7 centigrammes.

« Le lendemain l'enfant était en pleine réaction, mais pas encore d'urine. Nouvelle potion.

« Le soir, les accidents ayant cessé, la mère met la potion de côté. Quelques heures après, dans la nuit, retour du froid et des vomissements. Je fais redonner la potion et, comme la première fois, ces derniers cessent, puis la chaleur revient.

« Le lendemain 17, et aussi un peu le 18, les mêmes accidents se reproduisent sous l'influence de la même cause (suspension de la potion) et sont tout aussi heureusement conjurés par la reprise du médicament.

« Le cinquième jour, chaleur normale, retour des urines.

« Le 19, pouls un peu lent, somnolence, suspension de la potion.

« Le 20, cris hydrencéphaliques, fuliginosités à la bouche, selles bilieuses, état typhique, adynamie : *Mort* le 24.

« En résumé, j'ai traité par les sels de cuivre quatre cas, dont trois d'une extrême gravité. Trois ont guéri avec une rapidité tout à fait inaccoutumée, et le quatrième malade, après avoir été tiré de même, par trois fois, de l'affection première, a succombé ensuite à des désordres consécutifs.

« Je viens de dire les faits tels qu'ils se sont passés. Je n'avais point d'abord l'intention de les livrer à la publicité, mais devant les termes du rapport lu par M. le docteur Besnier, j'ai cru que je devais à la vérité et à la justice de les faire connaître.

« Espérons, dirai-je avec l'honorable secrétaire de la Société médicale des hôpitaux (on verra plus loin à quelles paroles fait ici allusion le docteur Dufraigne), qu'il ne sera plus question du médicament et de la médication ; oui, espérons-le, car le fléau doit commencer à se lasser de frapper. Mais si, ce qu'à Dieu ne plaise, il venait à reparaître, je pense, je le dis en toute sincérité, que les sels de cuivre auraient à jouer un très grand rôle dans la médication... Je ne connais point de remède qui m'inspire la même confiance, et, le cas échéant, je n'en voudrais point d'autre pour les miens comme pour moi.

« Dr Dufraigne, ancien médecin de l'hôpital de Meaux. »

Total des résultats pour la ville, publiés par la *Gazette des hôpitaux : six guérisons* et *un décès* par accidents consécutifs.

A ces observations nous pourrions en ajouter nombre d'autres qui ont été publiées à l'étranger, comme en France, et notamment en Belgique, ou qui nous furent communiquées verbalement. C'est ainsi, par exemple, que, dernièrement encore, un praticien émérite, le docteur Baudin, qui exerce dans le quartier du Château-d'eau, nous disait que, lors de l'épidémie de 1866, appelé rue de Marseille pour y donner des soins à un cholérique, il avait commencé par le traiter classiquement, mais, qu'ayant vu les phénomènes s'aggraver et le danger devenir des plus imminents, il avait eu recours, en désespoir de cause, au sulfate de cuivre (10 centigrammes dans une potion) et que, contre toute attente, la guérison s'en était suivie. Mais nous sommes obligé de nous limiter.

Nous avons, en effet, à revenir sur les expériences qui furent faites en 1866 à l'Hôtel-Dieu avec les doses fortes. Ces expériences, faisons-le remarquer, nous les avons publiées, en bon temps, après les avoir soumises en épreuves à l'approbation du maître vénéré qui avait bien voulu s'aider de notre concours. C'est dire que les faits que nous allons relater brièvement ont la même authenticité que ceux qui précèdent.

EXPÉRIENCES FAITES A L'HÔTEL-DIEU EN 1866

A. *Cholériques du troisième degré.*

Un mot d'abord sur les cas qui ont plus particulièrement assombri la statistique qui nous a été si souvent opposée et qui ne cessera, nous vivant, d'être une arme toujours chère à nos adversaires.

43 malades sur 44 de la troisième période moururent; nous l'avons dit et nous le répétons. Mais tous étaient absolument froids, sans pouls et sans urine; tous étaient des cas désespérés; tous étaient entrés dans cette phase de la maladie où non seulement, de l'aveu général, l'absorption ne saurait plus se faire que par exception, mais dans laquelle l'organisme a déjà subi une atteinte si profonde que les plus grands dangers attendent les malades lorsque, par miracle, ils en sortent. Aussi 30 de ces malades étaient-ils déjà morts : 8 entre une et six heures, 12 entre six et douze heures, 5 entre douze et dix-huit heures, 2 en vingt heures, 1 en vingt-six heures, et 2 en trente heures, à partir du moment de leur entrée dans le service. Quant aux 14 autres, voici ce qui arriva :

Une femme, n° 8, Sainte-Anne, la première traitée sur l'initiative de la mère du service encore mal édifiée sur ce qu'elle avait à faire, et traitée à notre très grand regret parce qu'il s'agissait d'une malheureuse arrivée en outre au dernier terme de la phtisie, guérit après avoir pris, en trois jours, 6 potions et 11 lavements.

Un homme, n° 3, Saint-Julien, entré le 13 août, après avoir été ramené à la vie à la suite de 5 potions et 9 lavements, après avoir recouvré pouls, chaleur et urine et vu ses garde-robes réduites à 2 en vingt-quatre heures, mourut le 17 d'un phlegmon gangréneux au bras, déterminé par une saignée préventive.

Un troisième malade, n° 21, Saint-Julien, dix-neuf ans, entré le 17 août, était réchauffé dès le lendemain et, le soir même du 18, avait retrouvé pouls et urine; puis, *mort* le 21, par accidents congestifs de la tête, après 5 potions et 9 lavements.

Un quatrième, n° 21 *bis*, Saint-Julien, soixante-trois ans, entré le 10 : le lendemain, 11, déjà retour de la chaleur et du pouls; le 12, plus d'aphonie et le malade se sent faim; le 13, mieux encore, les selles s'épaississent, mais pas encore d'urine, et le 14 seulement, *mort* de congestion cérébrale, comme le précédent malade, après 7 potions et 11 lavements.

Un cinquième, n° 11, Saint-Julien, entré le 9 août : le 10, réaction bonne et, le 11, *mort* encore par les mêmes accidents congestifs, après 7 potions et 10 lavements.

Un sixième, n° 7, Saint-Julien, vingt-quatre ans, entré le 14 août, s'était déjà réchauffé le soir même et avait repris du pouls; le lendemain 15, réaction franche, pouls à 100, plus de selles ni crampes, si bien que bouillon dans la journée. Le 16, suspension de la potion et lavement conditionnel seulement, puis, accidents congestifs à forme typhique et, le 17, *mort* après 6 potions et 9 lavements.

Dans sept autres cas, résultats moins encourageants, mais encore mort toujours seulement après une lutte marquée entre la maladie et le remède.

En fallait-il davantage pour que Horteloup, encouragé d'ailleurs par les succès qui vont suivre, persistât *un moment* dans le traitement des cholériques du troisième degré et pour que nous-même nous continuassions à l'assister dans cette lutte désespérée, sans ni prendre garde au chiffre toujours croissant des moribonds que, par excès de zèle ou pour un autre motif, l'on faisait passer aussi par la médication, en dehors de la présence d'Horteloup, ni nous préoccuper des conséquences que d'aucuns pourraient tirer ensuite de l'insuccès de nos tentatives? Nous avons dit un moment. Ce mot pourra peut-être sembler ici peu à sa place. Mais Horteloup, lui aussi, n'avait pu d'abord vouloir que faire quelques essais dans cette période de la maladie où la mort est à peu près certaine, et si l'expérience se prolongea plus que de raison, ce ne fut que par une sorte de surprise, tant les choses marchèrent vite. Pour qu'il en fût autrement, nous voulons dire pour que Horteloup eût agi ici de propos délibéré, il faudrait admettre chez ce maître, à l'esprit si clairvoyant et si droit, ou bien un grand aveuglement, ou la volonté très arrêtée de ruiner du coup la méthode!...

Mais, poursuivons.

Le choléra, grâce à Dieu, on l'admettra bien avec nous, n'arrive point d'emblée à son apogée. Indépendamment de la période prodromique ou d'avertissement qui, comme l'a démontré M. Jules Guérin, fait si rarement défaut, il se passe bien presque toujours, sinon toujours, même dans les cas aussi soudains que graves, un certain temps, disons trois ou quatre heures au moins, avant que toute porte soit fermée à l'entrée des remèdes dans l'organisme. Laissons donc de côté les cas désespérés où le traitement cuprique fut appliqué à l'Hôtel-Dieu, et voyons de près ce qu'il advint chez tous les autres, sans en excepter ceux qui touchaient à la troisième période, c'est-à-dire qui n'avaient plus qu'un reste ou de chaleur ou de pouls ou d'urine, et pour continuer la progression descendante débutons par ces derniers.

Nous dirons, une fois pour toutes, que les potions et les lavements administrés furent invariablement, les premiers à 30 centigrammes de sulfate de cuivre pour 120 grammes de véhicule diacodé, et les seconds à 50 centigrammes pour à peu près autant d'eau amidonnée. La potion était donnée, suivant l'urgence, tous les quarts d'heure, toutes les demi-heures, toutes les heures ou seulement toutes les deux heures, par cuillerée à soupe, et le quart de lavement était répété de même six, quatre ou seulement deux fois dans la journée, de sorte qu'on aura généralement la mesure de la gravité des cas par le nombre des lavements et des potions administrés.

On se borna à ajouter des boissons telles que eau de seltz, limonade vineuse ou autre, glacées ou non, et les armatures furent réservées pour les cholériques dont les crampes étaient particulièrement sévères. Les complications céphaliques furent traitées par les saignées et les sangsues derrière les oreilles.

B. *Cholériques du deuxième degré. — Neuf observations.*

I. N° 1, Saint-Julien, R..., vingt-sept ans, entré le 16 août. Diarrhée depuis quinze jours, dix selles par jour en moyenne, plus de pouls, algidité, cyanose générale, viscosité de la peau, aphonie complète, surdité, mais peu d'anurie.

Le même soir, après 2 potions et 2 lavements, R... s'est déjà réchauffé et le pouls a reparu.

Le lendemain, 17, réaction des meilleures, les selles commencent à se mouler et R... urine abondamment.

Le 21, *sortie* : 6 potions et 10 lavements.

II. Saint-Julien, n° 4. R..., trente-neuf ans, entré le 27 juillet. Invasion subite aujourd'hui même, vers six heures du matin, et déjà 40 selles au moins, anurie, cyanose, aphonie et un reste de pouls seulement. Le cas nous paraît si grave que nous ne nous inquiétons personnellement que de calmer par les armatures les crampes qui sont très fortes.

Cependant, le 28, R... existe encore ! 3 potions et 5 lavements ont été pris depuis la veille, réaction bonne : 3 nouvelles potions et 5 lavements.

Le 29, les selles ont commencé à prendre de la consistance, pouls à 80, moins de surdité et d'aphonie, mais toujours pas d'urine.

Le 30, menace de congestion cérébrale, sangsues.

Le 1er août, R... urine abondamment et, le 2, convalescence.

Sortie le 4 : 12 potions 1/2 et 16 lavements.

R... n'a jamais vomi la potion, et, malgré la quantité considérable de sel cuprique ingéré — près de 4 grammes dans l'estomac et 8 dans le rectum, — il n'a jamais accusé quoi que ce soit qui pût se rapporter à la médication. Avis à ceux qui pourraient être tentés de renouveler les accusations portées contre le remède.

III. Saint-Julien, n° 23, M..., vingt-quatre ans, entré le 7 août. Selles et vomissements, caractéristiques depuis la veille, très fréquents, crampes féroces, cyanose, anurie, mais encore un peu de pouls.

Le 8, après 3 potions et 3 lavements, cessation des vomissements, diminution des crampes, réaction bonne et, le soir, déjà une amélioration telle qu'on donne un potage à M...

Le 9, le traitement cuprique est supprimé. Le soir, rougeur de la face, signes congestifs : saignée et sangsues.

Le 10, l'agitation persiste : ventouses Junod, vésicatoire à la nuque.

Le 11, 80 pulsations, garde-robes de consistance normale. M... se dit bien et demande à manger. Le soir, nouveaux signes congestifs : deuxième saignée.

Le 12, M... est très éveillé, il mange de la soupe; mais, peu après, plaintes, agitation, difficulté de respirer et *mort*, à six heures du soir : 7 potions et 12 lavements.

L'autopsie décèle une pneumonie suppurée du lobe supérieur droit.

IV. Saint-Julien, n° 22. B..., vingt-cinq ans, entré le 16 août, au milieu de la journée. Le soir, à huit heures, plus de pouls, anurie, cyanose : un degré de plus de froid et B... prenait place parmi les cholériques du troisième degré.

Le 17, après 2 potions et 3 lavements, réaction bonne, 80 pulsations, crampes et selles rares. On éloigne la potion.

Le 18, bien, pouls bon à 64, mais un peu fort, trois selles seulement depuis la veille, dont la dernière déjà consistante : plus de potion et 2 lavements seulement.

Le 19, B... passe dans la salle des convalescents. Le soir, rougeur de la face, accélération du pouls, somnolence : saignée.

Dans la nuit, retour des urines absentes depuis le 15.

Le 20, pouls tombé à 64, mais un peu de subdelirium, B... s'agite, respiration suspirieuse : sangsues.

Mort dans la nuit : 4 potions et 9 lavements.

A l'autopsie, on trouve une pneumonie double de la base, suppurée en divers points.

V. Saint-Julien, n° 11, C..., entré le 16 août. Début brusque; quatre heures après, pouls petit, à 120, et, à la visite du soir, anurie, cyanose, plus de pouls.

Le 17, le pouls a reparu, réaction, quatre selles seulement depuis la veille, très peu de vomissements et de crampes.

Le 18, pouls à 100, la peau a repris son ressort.

Le 19, température bonne, bien général, mais pas encore d'urine : la potion est supprimée.

Le 20, retour des urines, facies et pouls bons, deux selles demi-liquides : 1 lavement conditionnel seulement et potages.

Le 21, affaissement depuis la veille, 72 pulsations, respiration suspirieuse : vésicatoire à la nuque.

Le 22, un peu de délire, agitation, mais plus rien du côté de l'estomac, ni du côté du ventre : sangsues.

Dans la journée, l'état cérébral s'aggrave.

Mort dans la nuit, vers cinq heures : 5 potions et 9 lavements.

VI. Saint-Julien, n° 10, S..., vingt et un ans, entré le 18 août, venant de Sainte-Madeleine, où traité depuis le 15. Plus de pouls, algidité, cyanose des extrémités, aphonie, mais encore un peu d'urine.

Le 12, amélioration considérable, réaction bonne, pouls à 96, deux ou trois selles et quelques vomissements seulement depuis la veille, urines normales. On éloigne la potion.

Le 20, le mieux se maintient.

Le 21, 88 pulsations, plus de selles ni de vomissements. Le malade dit se trouver bien, mais il est endormi. Suppression de la potion.

Le 22, 84 pulsations, respiration lente, œil atone, somnolence et *mort* dans la soirée : 8 potions et 11 lavements.

VII. N° 10, Sainte-Anne (service des femmes), A..., entrée le 20 août au soir.

Le 21, algidité complète, cyanose, anurie, aphonie, et seulement pouls très faible à 88. Ce n'est que ce jour-là qu'on institue le traitement.

Le 22, A... s'est parfaitement réchauffée, pouls bon à 92, deux selles seulement depuis la veille, et la dernière déjà un peu consistante, facies presque naturel, de sorte que suspension de la potion et 2 lavements seulement.

Le même soir, retour des accidents.

Le 23, algidité, cyanose, aphonie, anurie et, en somme, état tel qu'il est jugé inutile de reprendre le traitement.

Mort, en effet, deux heures après : 6 potions et 9 lavements.

Les observations III, IV, V, VI et VII peuvent-elles, en bonne conscience, être regardées comme des échecs de la médication cuprique ? Ne justifient-elles point au contraire, à leur tour, les tentatives désespérées d'Horteloup et nos espérances toujours vivaces ? Nous nous bornerons à poser la question.

VIII. N° 19, Saint-Julien, M..., vingt-six ans; entré le 8 août. Malade depuis deux jours, pendant lesquels M..., élève en pharmacie, s'était gorgé d'opium et de bismuth.

Le 9, on sent déjà le pouls, mais réaction incomplète.

Le 10, phénomènes cérébraux.

Le 11, *mort* dans le coma : 9 potions et 13 lavements.

Quelle a été ici la part de résistance opposée au remède par la grande quantité d'opium absorbée précédemment par M...?

IX. Saint-Julien, n° 9, L..., 20 ans, entré le 18 août au soir. Pas de renseignements, L... est sourd-muet.

Le 19, vomissements rares, selles poisseuses, noirâtres, rien de riziforme, prostration profonde, aspect typhique.

Mort, dans la vingt et unième heure, à la deuxième potion.

La potion a été donné dans ce cas par la mère du service parce que c'était la règle, mais il est bien évident qu'il n'y avait rien à en espérer.

En somme, 9 cas et deux guérisons seulement. Cette statistique, prise en bloc, n'est point encore assurément bien brillante. Mais combien s'en est-il peu fallu qu'elle le devînt? En effet, si nous éliminons la neuvième observation, que nous n'avons rapportée que pour rester dans la plus scrupuleuse fidélité, et la septième, puisque la malade, après avoir été guérie une première fois par le sulfate de cuivre, est morte ensuite d'une rechute non traitée, nous voyons quoi?

Que les sept malades qui restent touchaient tous à la troisième période et n'avaient pour s'en différencier qu'un reste 1 de chaleur, 2 d'urine et les autres de pouls ; que *pas un*, sauf le n° 19, n'a fait un pas de plus vers la période algide ; que tous, à l'exception du n° 23 qui y a mis un peu plus de temps, s'étaient réchauffés au bout de quelques heures ; que ceux qui étaient sans pouls l'avaient récupéré au plus tard dès le lendemain ; que les anuriques avaient uriné, 2 le troisième jour, 1 le quatrième et 1 autre le cinquième, et que chez 2 autres, dont la sécrétion urinaire n'était que diminuée, au bout d'un jour cette fonction ne laissait plus rien à désirer. N'avaient plus ni selles, ni vomissements caractéristiques 5 malades, le quatrième le cinquième et le sixième jour; et, en définitive, si deux hommes seulement sont sortis guéris, les autres malades sont morts : 4 lorsque, déjà en pleine convalescence ou y touchant, ils n'étaient plus en traitement, — 2 d'une pneumonie suppurée et 2 d'accidents cérébraux consécutifs que n'ont pu conjurer ni les saignées ni les sangsues, — et le septième, après une lutte qu'on peut soupçonner à bon droit de n'avoir été stérile que parce que le malade, en faisant précédemment abus de l'opium, avait rendu le remède impuissant.

Faisons remarquer à nouveau que les deux malades qui ont survécu avaient reçu, l'un, 6 potions et 10 lavements, et l'autre, 12 potions 1/2 et 11 lavements en trois jours, que *pas une fois* ils ne vomirent la potion, et que cependant ces deux malades, pas plus qu'aucun de ceux de la série qui va suivre, n'accusèrent jamais rien de fâcheux, de par la médication. « Que deviennent en face de tels faits, disions-nous en 1868, les terreurs inspirées par le docteur Lisle ainsi que les accusations perfides — on a été jusqu'à prononcer le mot d'empoisonnement — portées contre le remède ? »

Abordons maintenant la série des malades chez lesquels les chances de guérison étaient plus grandes, une seule de ces trois choses pouls, chaleur et urine ayant été supprimée.

C. *Choléra confirmé du premier degré. — Dix-huit observations.*

SALLE SAINT-JULIEN

I. N° 5, D..., trente et un ans, entré le 10 août. Cas léger.
Sortie le 12 : 1 potion et 2 lavements.

II. N° 6, C..., dix-huit ans, entré le 18 août. Dix-sept à dix-huit selles dans la nuit précédente, crampes très fortes, teinte cyanique des extrémités.
Sortie le 21 : 1 potion et 3 lavements.

III. N° 18, P..., vingt-cinq ans, entré le 10 août. Diarrhée depuis huit jours, complication ultérieure de diphtérie et d'accidents typhiques.
Sortie le 28 : 2 potions et demie et 6 lavements.

IV. N° 22, P..., vingt et un ans, entré le 19 août. Diarrhée depuis deux jours, pouls à 110, froid.
Sortie le 24 : 1 potion et demie et 4 lavements.
Ces quatre premiers cas furent les moins graves.

V. N° 11, M..., vingt-six ans, entré le 20 août. Soigné à domicile depuis le 16.
Sortie le 27 : 3 potions et 5 lavements.

VI. N° 2, M..., quarante-neuf ans, entré le 9 août. La veille quatorze selles, crampes toute la nuit. A l'arrivée, anurie, demi-algidité et voix cassée, mais pouls.
Sortie le 12 : 3 potions et 6 lavements.

VII. N° 13, G..., vingt-deux ans, entré le 21 août. Pouls très faible, cyanose commençante.

Sortie le 12 : 4 potions et 6 lavements.

VIII. N° 1, D..., vingt-cinq ans, entré le 9 août. Anurie depuis la veille, pouls faible, peau froide, crampes féroces.

Le 11, retour des urines. Accidents cérébraux consécutifs graves : deux saignées et deux applications de sangsues.

Sortie le 17 : 4 potions et 7 lavements.

IX. N° 2, C..., vingt-six ans, entré le 11 août. Anurie, pouls petit à 120, froid, yeux excavés.

Accidents cérébraux consécutifs graves. Saignée, sangsues et vésicatoire.

Retour des urines seulement le 16.

Sortie le 24 : 4 potions et 9 lavements.

X. N° 4, M..., seize ans, entré le 19 août. Diarrhée depuis le 14, anurie, menace d'algidité.

Le 18, retour des urines. Les jours suivants phénomènes cérébraux consécutifs.

Sortie le 28 : 3 potions et 6 lavements.

XI. N° 10, B..., trente-deux ans, entré le 9 août. Venant de la salle Sainte-Jeanne où traité depuis le 6. Anurie, un peu de cyanose, 112 pulsations.

Le 12, retour des urines.

Le 13, phénomènes congestifs : saignée et sangsues.

Sortie le 15 : 3 potions et 7 lavements.

XII. N° 11, B..., trente-deux ans, entré le 8 août. Malade depuis trois jours, anurie, froid, cyanose des extrémités, pouls petit à 110, peu d'urine, crampes très fortes.

Le 10, B... passe dans la salle des convalescents, mais rechute dès la nuit suivante.

Le 11, reprise du traitement cuprique. Le soir B... est déjà mieux, réaction franche, il urine.

Sortie le 16 : 8 potions et 14 lavements.

XIII. N° 24, M..., vingt et un ans, entré le 16 août. Selles continuelles dans la nuit qui a précédé. Vomissements très fréquents, anurie, un peu de cyanose, pouls très petit à 120, voix éteinte.

Dès le lendemain, 18, réaction bonne, la voix revient.

Le 19, pouls bon, M... urine.

Sortie le 22 : 4 potions et 10 lavements.

XIV. N° 22, M..., trente ans, entré le 9 août. Diarrhée depuis trois jours, anurie complète, algidité commençante, vomissements abondants, crampes très fortes, pouls oscillant à 120.

Le 12, retour des urines.

Sortie le 18 : 5 potions et 11 lavements.

Nota. Parmi ces derniers malades, cinq, les n°s 4, 10, 21, 24 et 22, étaient sur les limites du deuxième degré.

XV. N° 4, H..., vingt-sept ans, entré le 13 août. Malade depuis quatre jours, sans asile, venu par la préfecture de police qui l'avait ramassé dans la rue ; 60 pulsations, chaleur bonne, urines conservées, selles, vomissements et crampes rares : la misère semble avoir fait tout le mal. Aussi, la potion n'est-elle donnée que de deux heures en deux heures et H... ne reçoit que 2 lavements.

Le 14, les phénomènes cholériques se sont complètement effacés pour faire place à une grande hébétude, à un hoquet persistant et à de l'embarras de la respiration.

Mort le troisième jour, le 16 : 1 potion et demie et 4 lavements.

XVI. N° 19, H..., trente-cinq ans, entré le 18 août. A l'arrivée, état peu inquiétant. En conséquence, potion d'heure en heure, puis seulement de deux heures en deux heures et 2 lavements.

Le 19, H... paraît en si bon état qu'on le fait passer dans la salle des convalescents.

Le 20, survient de la somnolence : bouillons et potages.

Le 21, la somnolence et l'abattement s'accentuent. On continue l'alimentation sans plus.

Mort le 23 : 2 potions et 3 lavements.

Nous poserons encore ici cette question : ce cas et surtout le précédent peuvent-ils, en bonne justice, être portés au passif de la médication cuprique?

SALLE SAINTE-ANNE

XVII. N° 27, M..., vingt-six ans, entrée le 21 août. Cas léger. *Sortie* le 27 : 1 potion et 2 lavements.

XVIII. N° 24, S..., vingt-quatre ans, entrée le 21 juillet. Beaucoup de selles et de vomissements, crampes, yeux excavés, voix très affaiblie, froid, anurie.

Le 22, pas de selle depuis la veille.

Sortie le 4 septembre : 3 potions et 3 lavements.

Ainsi donc : Dix-huit cholériques (seize hommes et deux femmes) du *premier degré* ont été traités, seize ont guéri et deux seulement ont succombé !... Et de quoi et comment ces deux derniers, qui étaient parmi les moins frappés par le fléau, sont-ils morts? L'un, le n° 7 (Saint-Julien), de phénomènes congestifs, survenus alors qu'il était déjà passé dans la salle des convalescents et qu'il commençait à s'alimenter, et l'autre, le n° 3, moins cholérique encore que le précédent, de misère et d'accidents typhiques arrivés en dehors de tout phénomène cholérique proprement dit!...

Quant aux autres seize, parmi lesquels il y en avait cinq de si gravement atteints que la période de réaction s'est montrée chez trois des plus menaçantes, et trois qui avaient été traités déjà sans succès, soit en ville, soit à l'hôpital même, leurs accidents cholériques furent aussi enrayés de suite par l'administration du cuivre, et *tous* guérirent sans hésitation et avec cette rapidité qui avait frappé si fort les précédents observateurs que nous avons cités. De plus, chez le n° 21 (Saint-Julien), il est arrivé encore ce fait, si digne d'attention, que, comme dans l'observation *p*) du docteur Dufraigne, le traitement cuprique ayant été suspendu prématurément, les accidents reparurent bientôt, puis furent conjurés de même par le sulfate de cuivre.

Que fallait-il donc encore, surtout après les faits rapportés par Lisle, pour que Horteloup s'associât à nos espérances?

RÉSUMÉ GÉNÉRAL

Ont été publiés, pour l'épidémie de 1865-1866, 70 cas de choléra confirmé, mais curable, traités par le sulfate de cuivre. Les résultats furent les suivants.

Lisle, 32 cas, — 26 hommes et 6 femmes.

« Tous étaient gravement atteints; tous, à une exception près, avaient des déjections abondantes par haut et par bas des plus caractéristiques; tous avaient des crampes plus ou moins violentes; chez tous, sauf un, les urines ont été supprimées pendant plus de vingt-quatre heures, et chez plusieurs pendant deux ou trois jours; tous, moins trois ou quatre, offraient de la cyanose, avaient la langue et les extrémités froides à des degrés variables, le pouls petit, filiforme et quelques-uns tout à fait insensible.

« 25 ont été guéris et 7 sont morts, savoir :

« 1 paralytique atteint depuis 2 mois d'une de ces diarrhées ultimes que rien n'arrête, de sorte qu'il n'était déjà plus qu'un cadavre.

« 1 mort en sept heures, qui n'avait pu prendre que deux cuillerées de potion (3e période).

« 1 frappé subitement d'une manière si grave qu'il mourut au bout de neuf heures (3e période).

« 1 mort dans le coma à la fin du quatrième jour, après une amélioration constamment progressive, si bien que vers la vingtième heure le malade, qui était sans pouls, entrait en pleine réaction.

« 1 jeune épileptique, d'une constitution débile, affaibli encore par des attaques très fortes et fréquentes, qui n'avait présenté que quelques vomissements et un refroidissement général.

« 2 aliénées mortes dans le coma, l'une à la fin du quatrième jour, et l'autre à la fin du cinquième.

« 36 autres malades, traités par les moyens ordinaires, ont donné 28 décès pour 8 guérisons. » (*Lisle.*)

Pellarin, 7 cas, — 4 hommes, 2 femmes et 1 enfant.

1 décès seulement, et dans un cas de troisième degré si grave « qu'à première vue, il avait paru désespéré », survenu le deuxième jour après l'arrêt des selles et des vomissements et la diminution du froid dès le premier jour du traitement ;

Et 6 guérisons, dont 3 chez des individus vivant dans les conditions d'hygiène les plus lamentables qui se puissent imaginer.

Arnal, 1 cas : guérison.

Blandet, 2 cas : guérison.

Berger, 1 cas : guérison.

Groussin, 1 cas : guérison.

Dufraigne, 4 cas, — 3 hommes et 1 enfant, — 3 guérisons et 1 décès survenu le dixième jour, par accidents typhoïques, alors que par trois fois le traitement, suspendu deux fois prématurément, avait fait cesser tous les accidents cholériques proprement dits.

Horteloup, 27 cas, — 24 hommes et 3 femmes.

16 de la première période. — 14 guérisons et 2 décès.

Dans 1 cas, la mort est survenue, par congestion cérébrale, pendant la période de convalescence, et dans l'autre, par accidents typhiques, en dehors de tout phénomène cholérique proprement dit.

9 de la deuxième période, — 2 guérisons et 7 décès.

La mort a eu lieu : 4 fois dans la convalescence, 2 fois par pneumonie et les 2 autres par des accidents cérébraux consécutifs ;

1 fois chez un malade gorgé d'opium avant son entrée ;

1 fois, en 21 heures, chez un malade qui n'avait du choléra que l'apparence, et 1 fois par une rechute non traitée.

TOTAL des cholériques de la première et de la deuxième période : 70 cas, — 58 guérisons et 12 décès seulement, dont 10 dans la deuxième et presque tous par accidents consécutifs !...

En vérité, ceux qui nous feront l'honneur de nous lire et de croire que, comme toujours, nous sommes resté ici absolument fidèle à la vérité, tous les hommes, sans parti pris et soucieux seulement du bien de l'humanité, qui méditeront les faits que nous venons de passer rapidement en revue ne resteront-ils point confondus qu'on ait traité de chimères et pis encore, nous aurons de nouveau à le montrer plus loin, ce que nous n'appelâmes jamais que des *espérances* alors que nous avions tant de raisons valables pour parler autrement? Ne regretteront-ils point, à leur tour, qu'on se soit appuyé perfidement sur les résultats négatifs dans des cas désespérés, tandis que l'on taisait les succès, pour jeter le discrédit sur une méthode capable de rendre de tels services, *dans les cas de choléra où elle est applicable*, et que l'on s'obstine encore à traiter exclusivement les cholériques par tous ces moyens classiques si impuissants auxquels on n'a su, dans ces derniers temps, qu'ajouter le champagne et les injections d'éther?

Comprendront-ils maintenant pourquoi le docteur Dufraigne disait : « que, le cas échéant, il ne voudrait point d'autre remède que le sulfate de cuivre pour les siens comme pour lui-même » ?

Mesureront-ils, enfin, tout le chagrin que nous avons dû ressentir, non point des dédains académiques, ni des négations injustifiables qui semblaient devenues comme un mot d'ordre général, — de ce côté les blessures ont été si nombreuses que nous avons fini par devenir invulnérable, — mais à la pensée que tant de malheureux étaient privés sans raison d'une ressource qu'une longue expérience nous avait démontré pouvoir être si précieuse?

D'autre part, les faits, qu'on s'est plu encore à produire dans ces derniers temps, ont-ils au moins ébranlé la base sur laquelle nous avions assis nos premières affirmations, nous voulons dire l'immunité cholérique des ouvriers en cuivre si bien démontrée aussi par tant d'observateurs de toute sorte ?...

Non, on le verra de reste dans les pages qui vont suivre.

. . . .

. . . .

. . . .

CHAPITRE II

LE CHOLÉRA, LA FIÈVRE TYPHOIDE, LA VARIOLE ET LA DIPHTÉRIE

CHEZ LES OUVRIERS EN MÉTAL BLANC ET LES OUVRIERS EN CUIVRE SEUL OU EN BRONZE ET EN LAITON

D'APRÈS LES DERNIÈRES ENQUÊTES.

Objections; réfutation.

La préservation cholérique des ouvriers en cuivre une fois bien démontrée par l' « *immense* enquête » dont a parlé M. Vernois, la question suivante vint tout naturellement s'imposer à notre esprit.

Comment donc a pu agir le cuivre? Est-ce comme antidote? Est-ce comme antiseptique ou parasiticide, ou bien comme antidote et antiseptique tout à la fois?

Si c'est comme antiseptique, nous sommes-nous dit, il a dû protéger aussi, dans une certaine mesure tout au moins, ces mêmes ouvriers par rapport à d'autres maladies infectieuses dues également à la présence de germes morbides et, alors, nous n'avons pas pu nous empêcher d'entreprendre de nouvelles recherches à l'effet de trouver dans les faits une réponse probante.

Nous avons commencé par la fièvre typhoïde, parce que l'observation y est des plus faciles, et, chemin faisant, nous avons relevé tous les cas qui pouvaient se rapporter à la préservation de la variole et de la diphtérie. Une fois en possession d'un nombre respectable de faits, nous avons dit ceci et rien de plus :

« Que les ouvriers en cuivre paraissent aussi jouir d'une immunité notable par rapport à la fièvre typhoïde; que cela résultait de cette observation, à savoir que, dans l'épidémie de 1876-1877 et dans celle de 1882-1883, ces ouvriers, bien que très répandus surtout dans le quartier du Château-d'Eau où la fièvre typhoïde fit, en 1876-1877, le plus de victimes, n'eurent ensemble que quatre décès avérés alors qu'ils auraient dû en avoir au moins cent si la maladie les avait frappés dans la même proportion que tout le monde; que la Société du Bon-Accord, exclusivement composée d'ouvriers tourneurs, monteurs et ciseleurs en bronze, au nombre de 300 à 400 en moyenne, n'a présenté depuis l'année 1819, époque de sa fondation, qu'un seul cas de fièvre typhoïde lequel encore ne fut pas suivi de mort. »

Nous avons ajouté que cette même Société avait joui aussi d'une immunité exceptionnelle par rapport aux autres maladies infectieuses; que, pour toute cette longue période de soixante-quatre années, les registres médicaux ne portent en effet que deux autres cas de maladies infectieuses, un cas de diphtérie et un de variole, ce dernier seul mortel, pour tous les *membres actifs*.

A l'appui de ces assertions, nous avons donné les noms et adresses de tous les décédés suspects de cuivrerie, de par la désignation professionnelle, plus, le siège social de la Société du Bon-Accord, afin de mettre chacun à même de procéder à une vérification s'il le jugeait bon.

Partant ensuite des observations ci-dessus, des succès des sels de cuivre dans le choléra et, aussi, de ce que ces sels ne sont point à redouter comme l'acide salicylique et le sulfate de quinine lui-même dont on a tant abusé, nous avons conçu de nouvelles *espérances* et nous les avons exprimées en ces termes :

« Que dans la fièvre typhoïde le sulfate de cuivre, administré *larga manu* en potion et en lavements, pourrait *peut-être* — nous disons peut-être — rendre aussi des services avant que le contage n'eût produit des désordres irrémédiables; que l'emploi en était d'autant plus indiqué que contre cette affection il n'y a point encore de médication qui prévaille; que l'absorption du remède, à l'opposé de ce qui a lieu généralement dans le choléra, y est toujours certaine, qu'on a toujours ici du temps devant soi et, qu'au cas où l'on aurait fait fausse route, on en serait quitte pour abandonner la médication cuprique. »

Ces paroles, on le voit, ne manquaient point non plus de la réserve voulue et méritaient bien d'être retenues, car, après tout, les sels de cuivre, ainsi que l'a dit M. le professeur Paul Bert, peuvent tout au moins avoir ce résultat de débarrasser le gros intestin des éléments infectieux qui y abondent. *Malheureusement* elles ne paraissent, jusqu'ici (1), avoir été recueillies que par M. le docteur

(1) Pendant que nous exprimions le regret contenu dans ces lignes, il se faisait à la Clinique d'accouchements, dans le service du professeur Depaul remplacé alors par M. Charpentier, des expériences confirmatives de l'antisepticité des sels de cuivre, qui ont fait le sujet d'une thèse soutenue, le 30 janvier dernier, par M. le docteur J. Marry, sous ce titre : *De l'action antiseptique du cuivre en obstétrique*. Nous reviendrons plus loin sur les faits remarquables contenus dans ce travail.

Moricourt. Nous disons *malheureusement* parce que les expériences que notre distingué confrère a publiées dans la *Gazette des hôpitaux* sont venues plaider en faveur de nos nouvelles visées.

Dans ces expériences, qui ont paru, les premières, le 29 mai 1880, sous ce titre : *Du traitement de la fièvre typhoïde par le sulfate de cuivre*, et les secondes, le 29 novembre 1881, sous celui de : *Contribution à l'étude de l'antisepticité du cuivre contre la fièvre typhoïde*, le docteur Moricourt a montré les lavements au sulfate de cuivre changeant, presque du jour au lendemain, l'aspect des garde-robes, détruisant leur fétidité et celle-ci reparaissant aussitôt qu'on les suspendait; il a témoigné, par des faits probants, de l'amendement également rapide des autres symptômes, de la tolérance parfaite du sulfate de cuivre pendant la période d'état de la maladie et de l'apparition, au contraire, des troubles physiologiques qui lui sont propres, vomissements ou nausées, dès que les malades entraient en convalescence, etc. (1).

(1) Le docteur Moricourt s'exprime ainsi dans l'une de ses publications : « Le sulfate de cuivre n'a jamais amené ni vomissements, ni nausées même, pendant la période d'état de la maladie, comme si dans la fièvre typhoïde il y avait une tolérance pour les sels de cuivre semblable à la tolérance des sels d'antimoine dans la pneumonie, si bien qu'ayant voulu, à certain moment, faire vomir l'un des malades pour débarrasser les bronches, je dus ajouter à la potion cuivreuse un peu d'ipéca.

« A la dose de 10 à 20 centigrammes, le sulfate de cuivre m'a paru produire peu d'action; pour obtenir un effet thérapeutique efficace, j'ai dû le porter à 30 centigrammes en potion et en lavement, comme l'avait prescrit le docteur Burq dans le choléra.

« L'effet produit contre la diarrhée a été des plus manifestes. Chaque fois que le lavement (à 30 centigrammes) était administré, la diarrhée diminuait; chaque fois que je le suspendais, les selles reprenaient comme de plus belle. L'usage quotidien des lavements au sel de cuivre a toujours fini par une suppression des selles qui a duré jusqu'à trois jours chez un de mes malades.

« Tout à la fin seulement, lorsque fièvre, diarrhée, etc., avaient disparu, il est survenu un peu d'intolérance et de dégoût pour la potion.

« Ce qui me paraît bien acquis dès à présent, c'est que le sulfate de cuivre peut être administré sans inconvénient dans la fièvre typhoïde, que la tolérance s'en établit facilement et qu'il ne saurait, en tous cas, entraver la guérison, si tant est qu'il ne puisse point justifier les espérances exprimées à son sujet par le docteur Burq, espérances que, suivant moi, les résultats de ses nombreuses et si persévérantes recherches sur l'antisepticité des poussières de cuivre ne peuvent point ne pas faire partager. »

Il ne sera point non plus inutile de faire remarquer que la préservation cholérique, et partant typhoïque, nous l'avons surtout attribuée aux ouvriers en cuivre véritables, surtout lorsqu'ils sont réunis en certain nombre dans un même atelier *clos*, et que, même pour ceux-ci, nous fîmes toujours les réserves les plus expresses quand ils respirent simultanément, ou à courte distance, des poussières de fer produites soit par leur propre travail, soit par celui d'ouvriers travaillant côte à côte, comme cela a lieu si souvent dans la plupart des ateliers d'ajustage ou de mécanique. C'est pour cela, par exemple, que tout chaudronnier qui met en œuvre alternativement le fer et le cuivre, ou qui travaille pêle-mêle avec d'autres ouvriers qui chaudronnent ces deux métaux fut généralement banni de nos statistiques.

Il va sans dire que ces réserves s'appliquent aux ouvriers qui mettent en œuvre des alliages où le cuivre peut arriver à ne compter que pour 10 p. 100, comme dans l'or et l'argent monnayés, et aussi à ceux qui exercent leur industrie à l'air libre ou même qui travaillent isolément.

Ainsi donc, sauf de rares exceptions, — quatre, — immunité des vrais ouvriers en cuivre dans les épidémies de fièvre typhoïde de 1876-1877 et 1882-1883;

Immunité, on peut dire constante, par rapport à la même affection, des membres de la Société du Bon-Accord, durant une période de soixante-quatre années;

Possibilité *peut-être* de tirer des vertus antiseptiques du cuivre de grands avantages pour le traitement de la fièvre typhoïde elle-même; voilà tout ce que nous avons prétendu sur le deuxième point. Pour en dire davantage, pour être ici tout aussi affirmatif que sur la question du choléra il nous eût fallu également un grand nombre de faits, et nous n'avions, pour ainsi dire, qu'une *amorce* sur la voie nouvellement tracée, amorce bonne seulement à l'indiquer à ceux qui voudraient aussi s'y engager et à nous permettre de prendre date.

Ces prémisses maintenant bien posées et entendues, nous pouvons entrer dans le vif du sujet.

LE DOCTEUR BAILLY ET LES OUVRIERS EN ALFÉNIDE DE BORNEL DEVANT L'ACADÉMIE DE MÉDECINE.

Dans la séance du 21 août, le docteur Bailly est venu faire devant l'Académie le procès du cuivre. Sous ce titre, *le Cuivre et ses prétendues propriétés prophylactiques*, si alléchant pour tous ceux qui ont à prendre une revanche quelconque sur la métallothérapie, le praticien de Chambly a lu une note qui rappelle le beau temps où cette dernière était traitée en fille perdue de la cabale et de l'hermétisme. Voici, en effet, l'exorde de M. Bailly :

« La médication cuprique avait été soumise à une expérimentation sérieuse pendant le choléra de 1866, mais elle avait donné, entre les mains les plus autorisées, des résultats si déplorables, qu'il semblait qu'une méthode aussi décevante allait rester dans le juste oubli où elle est tombée, et que désormais elle devait être reléguée, à titre de curiosité, dans l'arsenal de la thérapeutique rétrospective.

« Loin de là : elle essaye de renaître aujourd'hui de ses cendres. M. le docteur Burq vient d'en faire l'exhumation.

« Déjà le public ému tend vers le cuivre des mains suppliantes ; déjà les doigts s'ornent de bagues, comme autrefois les lèvres de cigarettes de camphre.

« Voilà donc, à la suite d'*assertions contestables*, le cuivre sur le point de prendre, *commercialement*, la qualité de spécifique...

« Dans ces conditions, nous n'avons pas cru devoir garder le silence et *pour les malades* et *pour la dignité professionnelle...* »

Et le médecin de Chambly a débité ensuite sa harangue sur un ton et avec une attitude conformes au rôle de justicier qu'il s'était attribué ; et le président de l'Académie, oubliant tout ce que nous allons rappeler, a laissé continuer M. Bailly avec une mansuétude sans égale ; et il s'est trouvé dans la galerie des confrères pour applaudir au lieu d'éclater de rire !

Mais continuons à entendre M. Bailly, et traitons son discours pamphlétaire à l'égal d'un précieux écrin.

« Puisqu'on ne s'est pas contenté d'affirmer l'immunité des cuivreux à l'égard du choléra et qu'on a cru devoir étendre la théorie de la préservation à d'autres maladies, notamment à la fièvre typhoïde, nous venons apporter devant l'Académie le résultat d'observations personnelles en contradiction manifeste avec les recherches de M. Burq.

« Depuis douze ans, je suis le médecin de l'usine de Bornel ; près de 500 ouvriers y travaillent à fabriquer les couverts et autres objets d'orfèvrerie en métal Alfénide, composé de cuivre, de nickel et de zinc, mais où le cuivre entre dans une proportion considérable, jusqu'à 70, 80 et même 90 pour 100. »

Suivait une statistique de laquelle il résulterait que, dans une seule épidémie de fièvre typhoïde qui régna à Chambly en 1873, 27 cuivreux — 10 hommes, 12 femmes et 5 adolescents — furent atteints, et qu'il y eut parmi eux 4 décès — 3 hommes et 1 femme.

Puis, le docteur Bailly, poussant les choses sur un terrain où nous ne les avions jamais portées, disait :

« Il y a lieu de se demander si le cuivre, déjà pris en défaut dans la fièvre typhoïde, aurait une influence plus heureuse dans d'autres affections.

« Chaque année, j'ai été témoin de nombreuses diarrhées saisonnières ou même cholériformes.

« Tous les enfants de Bornel, fils de cuivreux ou non, ont payé le plus large tribut à la petite rougeole ; il y a sept ans, tous ont eu la coqueluche.

« En douze ans, j'ai observé à Bornel 29 cas d'angine couenneuse et de croup ; plus de la moitié appartenaient à des enfants de cuivreux.

« L'année dernière, les oreillons ont affecté la majeure partie des ouvriers de l'usine.

« Enfin, j'ai eu à soigner du charbon un cuivreux qui en est mort, et c'était précisément un *polisseur*.

« En 1832 et en 1849 il n'y a point eu de choléra à Bornel. Était-ce donc là le triomphe du cuivre ? Hélas ! non, car à cette époque la fabrique de Bornel n'existait pas. »

Et, après avoir dit, comme en passant et sans y insister autrement, que la fièvre typhoïde, qui règne presque constamment dans la contrée, paraît avoir pour cause principale l'altération des eaux ; après avoir parlé de même d'une usine rivale, celle d'Ercuis, qui, n'étant point soumise aux mêmes influences délétères que nous dirons, est restée, elle, toujours indemne de la fièvre typhoïde comme du choléra ; après s'être abstenu soigneusement, et pour cause on le verra tout à l'heure, de prononcer même le nom de certaine succursale que l'usine de Bornel possède à Paris ; enfin, après avoir prononcé ces stupéfiantes paroles : « Pour arriver à ses conclusions, M. Burq a dû faire porter ses investigations sur des centres privilégiés qui ne connaissent point la dothinentérie », le docteur Bailly, finissant comme il avait commencé, s'est écrié :

« Que penser alors du cuivre comme préservatif à un titre quelconque? Que penser surtout des prescriptions soumises par M. Burq à l'Académie? »

A notre tour maintenant de parler et de dire ce que l'Académie s'est refusée à entendre après avoir laissé toute liberté à l'attaque (1). Si nous ne parvenons point à convaincre M. le docteur

(1) L'incident auquel nous faisons allusion, et dont les détails, si instructifs au point de vue du respect des droits des travailleurs qui n'ont point l'honneur de faire partie de nos Académies, ont été reproduits par plusieurs journaux de médecine, a donné lieu à cette protestation de M. le professeur Bouley :

« Un médecin est venu ici attaquer les chiffres fournis par M. Burq, et il l'a fait dans des termes qui n'étaient point tout à fait corrects ; c'est bien le moins que vous permettiez à M. Burq de vous démontrer l'exactitude de ces mêmes chiffres, au moyen de documents obtenus à la suite d'une sérieuse enquête. »

(*Semaine médicale*, compte rendu de la séance du 4 septembre.)

A ces paroles, si dignes d'être entendues, M. Larrey, qui présidait accidentellement, et M. Dechambre ont répondu itérativement par un refus formel de nous entendre sur la partie la plus essentielle de notre communication, arguant qu'il y avait une commission de nommée, — toujours ballotté, pendant plus de trente ans, de commission en commision, *Ah! quel bon billet*, dirions-nous à notre tour, si le rapporteur était autre que M. Bouley, — et que c'était à elle seule qu'il appartenait désormais d'entendre les parties. L'honorable rédacteur en chef de la *Gazette hebdomadaire* a même particulièrement aggravé sa situation personnelle, d'abord par des considérations extra-scientifiques déplacées et par cette articulation si mal fondée, nous venons de le démontrer : « Horteloup expérimenta sur une grande échelle, avec le grand sens critique dont il était doué, la médication cuprique ; les résultats furent désastreux et non seulement le chiffre de la mortalité fut très élevé, mais on eut des motifs d'imputer au cuivre des accidents particuliers » ; puis en se refusant absolument à insérer notre réponse dans son journal, sous le même prétexte que dessus.

Devant le déni de justice de l'Académie, nous n'avions plus qu'à déposer sur le bureau les documents de notre si laborieuse enquête et à descendre de la tribune. C'est ce que nous fîmes, le rouge au front et le cœur plein d'une tristesse patriotique. Puisse ce nouvel exemple d'autoritarisme sans merci ne point être perdu pour ceux qui, comme nous, pensent que, pour le bien de la France scientifique, une réforme, tutélaire de tous les intérêts, est devenue non moins nécessaire dans nos Académies qu'elle le fut autrefois pour les institutions politiques qui n'avaient d'autre règle que celle du *Bon plaisir*.

Bailly qu'il aurait dû se souvenir un peu plus de ce proverbe si sage : *La parole est d'argent mais le silence d'or*, c'est qu'il est véritablement affligé d'une dureté d'oreille par trop grande. Sauf des additions devenues indispensables, nous conserverons à notre réponse son texte primitif.

Autrefois, après la diatribe de M. Bailly, nous nous serions rendu sans tarder sur les lieux pour nous y informer du véritable état des choses. Négligeant les enfants atteints de petite rougeole, de diphtérie et de coqueluche, qui, tout fils de cuivreux qu'ils fussent, jamais peut-être ne franchirent même le seuil de l'usine de Bornel et ne figurent dans la statistique de M. Bailly que pour en grossir le chiffre, nous serions allé à la recherche de ces 27 cuivreux — 10 hommes, 12 femmes et 5 adolescents —, qui avaient payé leur tribut à la fièvre typhoïde, ainsi que de l'ouvrier mort du charbon. Nous aurions voulu savoir pourquoi M. Bailly, qui prend si grand soin de faire savoir que ce dernier était précisément un polisseur, avait gardé le plus absolu silence sur la spécialité du travail de tous les autres, et juger par nous-même du degré d'imprégnation cuprique des diverses catégories d'ouvriers de l'usine par les poussières d'un alliage qui ne contient jamais ni 90, ni 80, ni même 70 pour 100 de cuivre.

Nous nous serions enquis avec soin :

1° De la date d'entrée à l'usine des adolescents et de la besogne poussiéreuse qu'ils pouvaient bien y faire, quand la fièvre typhoïde était venue les atteindre ;

2° Si les 12 femmes mentionnées ne comptaient point parmi elles des *brunisseuses* et des *retoucheuses*, dont le travail ne donne lieu à aucune poussière métallique, ou même de simples empaqueteuses; et si les limeuses travaillaient en commun ou isolément chez elles, tout en vaquant aux soins de leur ménage, ce qui est très différent au point de vue de la question ;

3° Si, parmi les 10 hommes qui figurent dans la statistique de M. Bailly, il n'y avait aussi ni lamineurs, ni découpeurs, ni estampeurs, ni apprêteurs, etc., qui, par leur propre travail, ne peuvent davantage s'imprégner de cuivre ;

4° Pourquoi M. Bailly, après avoir dit que le choléra fit à Chambly 87 victimes en 1832 et 47 en 1849, alors que l'usine de Bornel n'existait point encore, avait gardé le silence sur les épidémies de 1853-1854 et de 1865-1866 postérieures à sa fondation.

Nous aurions ensuite recherché si dans cette vallée de l'Esche, tant hantée par la fièvre typhoïde alors que, non loin de là, Ercuis, centre d'une industrie similaire, n'en a jamais présenté de cas, il n'y avait point, soit dans les eaux de consommation, soit dans les émanations des usines riveraines, soit ailleurs, des causes permanentes de pestilence ou autres pouvant annuler plus ou moins les effets de l'imprégnation cuprique chez les cuivreux véritables voire même agir en sens inverse.

Oui, Messieurs, nous aurions voulu être édifié sur tout cela et sur bien d'autres choses encore malaisées à dire à cette tribune. Malheureusement, outre que le temps nous a fait défaut, nous ne sommes plus en possession de ces jambes d'autrefois qui si souvent nous permirent de sillonner Paris en tout sens pour des recherches semblables. Cependant nous avons pu y suppléer, voici comment.

Nous avons commencé par écrire au directeur de l'usine de Bornel et aux maires de Chambly, de Bornel et de Belle-Église; puis, ayant fait la découverte que l'usine de Bornel possède, au n° 92 du faubourg du Temple, une succursale, nous avons enquêté cette dernière.

Entre temps, nous étions informé que M. le docteur Mestivier (de Brétigny) avait été médecin de l'usine de Bornel pendant plusieurs années; que le docteur Gey (de Méru) y avait fait un intérim dans le service médical; que le docteur Rochu (de Neuilly-sur-Thalle) n'a cessé d'être le médecin de l'usine d'Ercuis, et que le docteur Gruzon (de Beaumont) a une clientèle qui s'étend jusqu'à Bornel. Nous sommes entré alors en correspondance avec ces honorables confrères.

Pendant que nous recevions de ce côté les renseignements très précieux que l'on verra tout à l'heure, nous enquêtions d'abord toutes les principales maisons qui fabriquent à Paris ou dans ses environs les mêmes articles que l'usine de Bornel et sa succursale, et nous y apportions d'autant plus de soin, qu'à tout prendre, il pouvait fort bien se faire que la vertu prophylactique du cuivre se trouvât affaiblie, sinon masquée, mécaniquement ou chimiquement, par le nickel qui entre avec le zinc, pour une si grande part, — 1/2 à 3/5 — dans la composition du métal blanc dit *alfénide*, *métal anglais*, *argental*, *maillechort*, etc.

Cette partie de notre tâche accomplie, nous avons écrit aux industriels qui, comme MM. Thiébaut, Barbedienne, Broquin et Lainé, Laveissière, etc., mettent en œuvre le cuivre, le bronze ou le laiton sur la plus grande échelle aux quatre points cardinaux de Paris.

Eh bien, voici ce que tout cela nous a appris.

A. Enquête de Bornel. — A peine avions-nous commencé nos

investigations du côté de Bornel, que nous recevions de différents côtés les renseignements les plus circonstanciés.

L'un d'eux, quoique peu important au fond, est trop typique et caractérise déjà trop bien les procédés de M. Bailly pour que nous ne lui donnions point la première place. Ceux qui s'intéressent à la question et pensent avec nous qu'en pareille matière on est tenu à la plus scrupuleuse fidélité, apprécieront ici, comme dans l'affaire de M. Stoufflet et à l'occasion d'autres dénégations qui suivront, de quel côté est le respect absolu de la vérité.

Sur les faits qui se sont passés à l'usine de Bornel même, l'enquête n'a pu aboutir. Après trois visites faites à la maison de vente que possède cette usine à Paris, rue Hauteville, n° 4, à l'effet d'avoir des renseignements précis sur la spécialité des ouvriers malades ou, tout au moins, de ceux morts de fièvre typhoïde dans l'épidémie de 1873 et depuis; après une première réponse du 23 août où il nous était dit : « Je regrette de ne pouvoir répondre qu'à une seule de vos questions, relativement à nos ouvriers qui ont été malades ou qui sont morts; « *l'homme mort du charbon était polisseur* », sur notre insistance, une sorte de *non possumus* nous fut signifié, voici en quels termes :

...... « Vous comprendrez, Monsieur, qu'il est fort difficile de retrouver les noms d'individus occupés à l'usine, il y a bientôt dix ans, leur âge, la date de leur entrée dans les ateliers et leurs occupations...

« Il est fort possible que M. le docteur Bailly ait conservé par devers lui les détails que je ne puis vous donner...

« Paris, 6 septembre.

« HALPHEN. »

Ainsi donc, voilà, d'une part, le chef et l'un des propriétaires de l'usine de Bornel qui ignorerait absolument combien d'ouvriers de son usine ont été atteints par la fièvre typhoïde pendant les dix dernières années, qui ne saurait dire non plus ce que faisaient au juste les ouvriers portés malades sur les registres médicaux de son usine, et qui se déclare implicitement incapable d'y retrouver ni le nom, ni l'âge, ni le genre de travail même de ceux qui ont succombé, et qui sait seulement, et l'affirme avec M. Bailly, que l'un d'eux, mort du charbon, était bien *polisseur*, mais n'en dit pas le nom; et d'autre part, le médecin de l'usine qui, lui, sait pertinemment toutes ces choses et en a conservé bonne mémoire, en prévision sans doute de la note qu'il devait venir lire dix ans plus tard à l'Académie, mais qui les garde pour lui seul et qui, ennemi des détails, se borne à mettre en bloc hommes, femmes et adolescents, à les déclarer tous cuivreux au même degré et à les présenter comme tels à l'Académie ! S'il n'ose aller jusqu'à agir de même pour les enfants de cuivreux qui eurent la coqueluche, la petite rougeole, etc., il se fait un argument de la profession des parents pour les rendre suspects de cuivrerie ! Le fabuliste avait, on le sait, usé déjà de ce dernier mode d'argumentation.

En vérité, n'est-ce point le cas ou jamais de s'écrier aussi : Qui trompe-t-on ici? Et comment s'expliquer qu'il ne se soit trouvé personne à l'Académie, ni parmi les journalistes qui, comme l'honorable rédacteur en chef de la *Gazette hebdomadaire*, par exemple, ont accueilli avec tant de faveur les allégations de M. Bailly, pour lui demander de préciser sa statistique?

Singulièrement mis en défiance par cette assertion toute gratuite que l'alfénide contient jusqu'à 90 pour 100 de cuivre, mais ne pouvant rien obtenir de l'usine que des paroles très courtoises et des renseignements sans valeur pour notre but, sauf toutefois celui-ci « *que les femmes travaillent toutes au dehors* », nous avons demandé aux maires de Bornel et de Belle-Église l'état civil des morts, et il nous a été ainsi donné d'apprendre que les 3 ouvriers morts à Bornel même s'appelaient, les deux hommes, Gueudet et Porcher, et la femme, Rosalbat.

Quant au quatrième, qui serait aussi mort de fièvre typhoïde en 1873 dans la commune de Bélle-Église, la réponse du maire, M. de Ribe, a été muette, mais elle nous a appris que l'ouvrier mort du charbon, polisseur, suivant M. Bailly comme d'après le directeur de l'usine et le maire de Bornel qui, renforçant même les choses, l'avait qualifié de « *vieux polisseur de l'usine* », s'appelait Aubin.

Ces noms furent envoyés à M. le docteur Gey, et notre très obligeant confrère, qui avait bien voulu se mettre à notre disposition pour nous aider à faire la lumière, nous répondit :

« Aubin n'a jamais été polisseur, Gueudet pas davantage ; il était comme sa femme, — qui a dû être portée dans la statistique de M. Bailly, — *retoucheur*.

« Ces trois malades, je les ai vus en consultation avec le docteur Bailly.

« Je ne sais rien des deux autres, ni des vingt-trois restants qui composent la statistique du docteur Bailly... Mais tous les ouvriers de l'usine ne sont pas cuivreux au même degré assurément. Les graveurs, lamineurs, fondeurs, retoucheurs, doreurs ou argenteurs, etc., n'absorbent pas la poussière métallique comme les ébarbeurs, polisseurs, etc.

« A l'égard des cholérines saisonnières dont les ouvriers ne seraient pas indemnes, je n'imagine pas, en admettant ces faits, ce que cela prouve pour ou contre le cuivre. On croyait, dans un moment, que le cuivre pouvait être la cause de ces cholérines chez les ouvriers. S'il ne les provoque point, ce qui est assuré, pourquoi serait-il chargé de les prévenir ? Autant vaudrait lui demander de supprimer les écarts de régime qui sont bien les vrais fauteurs de ces accidents.

« Prenons pour vrais, même sans discussion, tous les faits de fièvre typhoïde et la proportion de mortalité comme acquise. Qu'est-ce que cela prouve contre le cuivre dans la question du choléra ?

« Docteur A. Gey. »

L'affirmation que le nommé Aubin n'avait jamais été polisseur était particulièrement grave. Aussi, avons-nous écrit de nouveau au docteur Gey pour le lui faire remarquer et l'inviter à bien s'assurer du fait avant que nous fissions le dépôt des pièces de l'enquête. Aubin, avons-nous dit à notre honorable confrère, est le *clou* de la situation, et s'il est bien établi qu'il n'était pas plus cuivreux que votre retoucheur et votre retoucheuse, cet échantillon de la véracité de M. Bailly et de ceux qu'il est parvenu à associer à ses dires suffira, faute de mieux, pour que, aux yeux de tous ceux qui n'ont point de parti pris, la cause soit déjà presque entendue.

La réponse du docteur Gey ne s'est point fait attendre.

« Méru, 6 septembre.

« J'ai sous la main la veuve Aubin et la veuve Gueudet, et je maintiens à l'égard de leurs maris morts, l'un du charbon et l'autre de la fièvre typhoïde, les renseignements que je vous ai adressés. Je viens de les interroger à nouveau et voici leur réponse qui détruit l'affirmation de toutes les autorités qui vous ont induit en erreur.

« *Aubin, lorsqu'il est mort, était lamineur et n'a jamais travaillé qu'à la forge avant de passer au travail du laminage.* Son plus jeune fils, établi à Méru, a été polisseur bien après la mort du père.

« Gueudet (le *prétendu cuivreux* vu en consultation avec M. Bailly) n'a pas été davantage *polisseur*. Il était premier ouvrier (en quelque sorte chef d'atelier) *retoucheur*, c'est-à-dire repassant, un par un, tous les couverts ou toutes les pièces une fois terminées et ne s'arrêtant qu'aux pièces ayant quelque petit défaut. C'était, me dit la femme, plutôt un travail d'orfèvrerie que de limeur, il ne se salissait même pas les mains ; elle faisait le même ouvrage que son mari, mais travaillait peu.

« Pour les autres noms que vous m'avez cités, je n'ai rien à vous en dire, mais je dois à la vérité, quoi qu'il en résulte, de combattre les affirmations erronées qu'on maintient à l'égard d'Aubin et de Gueudet avec une mauvaise foi qui semble un mot d'ordre. J'ajoute qu'au point où en est le débat, et sans prendre parti, je ne voudrais point avancer un fait qui ne fût de la plus scrupuleuse exactitude.

« Docteur A. Gey. »

Et nunc erudimini ab uno, dirons-nous déjà à ceux qui, de bonne foi, ont pu se laisser abuser par le praticien de Chambly ; et osez encore battre des mains, crierons-nous aux autres qui, ayant une revanche à prendre, se sont mis à applaudir dès ses premières paroles et ont, d'aucuns, refusé ensuite une rectification lorsque, pièces en main, nous leur en avons fait la demande.

Est-ce à dire que nous prétendions que la statistique de M. Bailly ne contienne que des cuivreux apocryphes ? Loin de là, mais très certainement il n'y avait point que Gueudet et sa femme qui fussent sans droits à la préservation typhoïdique, si le cuivre jouit en réalité contre la fièvre typhoïde des mêmes propriétés préservatrices que dans le choléra ; et quant aux autres, voici sans doute pourquoi ils n'ont point joui de l'immunité que nous allons retrouver jusque chez les ouvriers de la succursale de Bornel.

La vallée où sont situés Chambly, Bornel, Belle-Église et Persan, est arrosée « par une petite rivière malpropre, l'Esche, qui coule à niveau » (Dr Rochu) et « reçoit les infiltrations des fosses d'aisance » (Dr Mestivier).

« Malgré toutes les réclamations de M. le docteur Bailly, qui ne cesse de demander que les eaux de la rivière ne reçoivent aucun détritus des fabriques et soient laissées à leur pureté naturelle pour les usages domestiques de tous nos villages, il arrive encore qu'on y jette je ne sais quels mauvais produits. Les longues herbes, qui poussent au fond de la rivière, sont imprégnées d'une substance huileuse, et les eaux deviennent mortelles pour les poissons. » (De Ribe, maire de Belle-Église.)

Voilà l'eau dont s'abreuvent gens comme bêtes dans cette vallée de l'Esche, dont M. Bailly a fait une description presque idyllique !...

Cette infection continue des habitants de la vallée a eu et ne pouvait point ne pas avoir les conséquences suivantes.

« La fièvre typhoïde n'existait point à Bornel il y a trente ans (Lecomte, maire de Bornel) », avant la fondation des usines. Lorsque celles-ci se trouvaient clairsemées, elle était encore assez rare pour que, il y a quinze à dix-huit ans, le docteur Gey, pendant un intérim de huit mois, « n'ait eu jamais à soigner une fièvre typhoïde parmi les ouvriers de l'usine », et pour que le docteur Mestivier, pendant une période de cinq années, — de 1865 à 1870, — n'en ait observé « qu'un petit nombre de cas jamais bien graves ». Notre confrère ajoute : « En 1865, il n'y a pas eu à Bornel un seul cas de choléra... Mon observation me portait à croire, autant que cela m'était permis, à la préservation du cuivre pour certaines maladies. »

Pas de choléra à Bornel dans l'épidémie de 1865, et probablement aussi dans celle de 1853-1854 puisque M. Bailly n'en parle point, et la fondation de l'usine de M. Halphen remonte à 1850 !..

Eh bien ! aujourd'hui « la *fièvre typhoïde* règne d'une manière à peu près constante dans les communes de Chambly, Bornel, Persan et Belle-Église » (de Ribe), et y règne de telle façon que M. Bailly en a « observé encore 53 cas dans l'été de 1883 », pour une population d'environ 2,500 âmes !

Et tandis que les choses se passaient de la sorte dans la vallée de l'Esche, à une petite distance de là, Ercuis, situé sur un plateau élevé, c'est vrai, mais où les habitants ne sont point empoisonnés par les eaux, jouissait d'une immunité que le docteur Rochu a caractérisée en ces termes :

« J'ai été depuis des années appelé à donner mes soins aux ouvriers de l'usine d'Ercuis.

« Il est venu à cette usine des individus de tout âge, de toute constitution à l'état antérieur plus ou moins endommagé, surtout du côté des voies digestives. Il en est venu s'échouer là qui, abandonnant le Midi ou un centre populeux, avaient à subir un acclimatement... Jamais la fièvre typhoïde n'a pris naissance ici et même les cas y importés n'auraient déterminé aucune trace de contagion, et cela ni à l'usine ni au dehors ! »

« Jusqu'à quel point l'influence cuprique a-t-elle préservé de l'infection nos ouvriers et le voisinage ? *Ignoro*.

« Dr Rochu. »

Il ne nous est jamais venu même à la pensée que le cuivre pût conjurer les effets d'un empoisonnement semblable à celui que subissent les habitants de la vallée de l'Esche. Aussi, avons-nous toujours exclu de nos statistiques les cas tels que celui d'un certain cuivreux qui, par une chaleur accablante, avait pêché à Grenelle toute une journée à la bouche d'un égout infect et avait bu de l'eau prise à petite distance pour étancher sa soif.

Nous n'avons cessé de dire formellement que, pour que la préservation ait lieu, il est nécessaire non seulement que les individus soient suffisamment cuivrés, mais qu'il n'intervienne aucune cause pouvant annuler ou atténuer les effets de l'imprégnation cuprique, et, *à fortiori*, agir en sens inverse comme une hygiène aussi déplorablement mauvaise que celle des ouvriers de Bornel.

Donc rien d'étonnant que les vrais cuivreux de Bornel aient présenté des cas de fièvre typhoïde et y soient fatalement voués, presque autant que les autres habitants de la vallée, jusqu'au jour où l'on aura remédié aux mauvaises conditions d'hygiène dont les effets sont plus forts que la résistance qui leur est opposée par l'imprégnation cuprique, atténuée, d'ailleurs, à Bornel par une forte proportion de zinc et de nickel dans les poussières qui peuvent la procurer.

B. ENQUÊTE DE PARIS. — *a. Succursale de Bornel.* — Une lettre de la maison de vente de l'usine de Bornel nous disait déjà le 25 août :

« La fabrique (du faubourg du Temple) n'a été fondée qu'en 1880. Nous ne pouvons donc, en ce qui nous concerne, rien vous dire relativement aux épidémies antérieures à cette date.

« Mais le chef de la fabrique a questionné quelques ouvriers qui, depuis longtemps, travaillent dans la partie. *Ils ont répondu qu'ils ne connaissaient pas de camarades ayant été atteints par les dernières épidémies.* D'ailleurs, si vous désirez en interroger quelques-uns, nous ne voyons pas d'inconvénient à ce que vous alliez à la fabrique.

« *Pour la Société des couverts alfénides*, LECESNE. »

Nous nous sommes hâté de profiter de la permission. Après avoir visité l'usine, nous y avons interrogé les ouvriers. L'un d'eux, fils d'un cuivreux, mort à l'âge de quatre-vingt-quatre ans, et cuivreux lui-même depuis quarante ans, nous a tenu ce langage, en présence du contre-maître et d'autres ouvriers :

« Je connais des centaines d'ouvriers de ma partie, et je n'en sais pas un seul qui ait été atteint soit par le choléra, soit par la fièvre typhoïde. Quant à la petite vérole, je n'en ai connu qu'un cas qui a guéri. Je crois, comme tous mes camarades, que le cuivre est un préservatif de ces maladies. »

Ainsi donc voilà, d'une part, les cuivreux de Bornel frappés comme pas un, par la fièvre typhoïde et, d'autre part, les ouvriers d'une succursale de la même usine qui sont unanimes pour déclarer que les ouvriers de leur partie ont été, ainsi qu'eux-mêmes, toujours respectés aussi bien par la fièvre typhoïde et la variole que par le choléra ! Est-ce clair ? Et où trouver les causes de cette différence ailleurs que dans les conditions hygiéniques déplorables des premiers et contre lesquelles il n'y a point de préservatif qui tienne ?... Mais poursuivons.

Nous avons enquêté ensuite successivement avec le plus grand soin toutes les principales maisons qui font concurrence à celle de l'Alfénide. Partout la vertu prophylactique du cuivre a été affirmée plus que nous ne nous y attendions, à raison de la grande quantité de nickel et de zinc qui entrent dans la composition du métal blanc, par les déclarations suivantes :

b. « J'occupe à Paris 120 ouvriers environ et presque le double à mon usine de Courtalin.

« *En temps d'épidémie de fièvre typhoïde, je n'ai jamais eu un seul ouvrier atteint.*

« *Il en est de même pour les cas de choléra...*

« 27 *août*, DESCLERC. »

Ancienne maison Gombaut, fondée en 1821.

c. « Depuis plus de quarante ans que nous travaillons les métaux et principalement le cuivre, nous n'avons jamais eu à constater, parmi les 80 ouvriers que nous occupons, *aucun cas cholérique ni typhoïque*.

« Tout porte donc à croire que les poussières de cuivre, loin d'être nuisibles, peuvent être considérées comme un *anti-épidémique*.

« 27 *août*, CAILAR ET BAYARD. »

d. « L'usine de Méry a été fondée par moi en 1860. Le personnel a varié entre 60 et 180 ouvriers de 1861 à 1877, époque à laquelle je vendis mon usine à la maison Christofle qui l'a transférée dans son usine de Saint-Denis.

« Je ne me souviens pas *d'avoir eu un seul cas de choléra* parmi mes ouvriers en 1865-1866.

« Pour les autres maladies je ne puis me prononcer.

« 4 *septembre*, CHÉRON. »

e. « Notre personnel est de 40 personnes. La maison a été fondée en 1815.

« Depuis 1858, je m'occupe des affaires et *je n'ai jamais vu,* dans mes ateliers, de *cas de choléra,* de *fièvre typhoïde, petite vérole* ou *autre maladie épidémique.*

« Je me souviens aussi avoir entendu mon grand-père et mon père signaler le même fait..

« 1er *septembre,* VEYRAT. »

f. Nous passons maintenant à la maison Christofle. Nous l'avons réservée pour la fin parce qu'elle dépasse toutes les autres en importance et qu'elle fait suite, pour ainsi dire, à l'usine de Bornel qui, pendant nombre d'années, a travaillé pour elle, et à celle de Méry dont elle a acheté tout le matériel. MM. Christofle et Boucly, au lieu de s'en tenir à des appréciations d'ensemble, ont bien voulu faire à notre intention un dépouillement des bulletins médicaux et dresser un état duquel il appert ce qui suit.

L'usine de M. Christofle a un personnel de 600 ouvriers, dont 400 sont en contact direct avec le cuivre.

Depuis l'année 1876, inclusivement, époque à laquelle la maison s'est mise elle-même à fabriquer le couvert en métal blanc, on a compté 1,745 malades, parmi lesquels 9 affectés de fièvre typhoïde et 9 de variole.

TOTAL : 18 cas de maladies épidémiques, *dont aucun ne fut mortel.*

Ce chiffre 18, n'étant que 1/96 de 1,745, est déjà très significatif par lui-même. Mais il acquiert une importance bien autre quand, faisant ce qui aurait dû être fait pour les cuivreux de Bornel, on précise la spécialité du travail de ces 9 typhoïques et de ces 9 varioleux.

Il ne faut point oublier, en effet, que parmi les ouvriers de maisons telles que celle de M. Christofle ou de M. Halphen, les uns, comme les dérocheurs, les argenteurs, les doreurs, les brunisseurs, les aviveurs, etc., ne font aucune poussière cuivreuse; d'autres, les découpeurs, les lamineurs, les retoucheurs, les graveurs, etc., n'en font que très peu, tandis que les ébarbeurs, les limeurs et surtout les polisseurs en font en général autant qu'il est nécessaire pour que la préservation ait lieu, de sorte qu'il ne saurait être permis d'englober tous ces ouvriers sous une même dénomination pour en tirer cette conséquence qu'ils ont droit à la même immunité. Donc la maison Christofle a fait la distinction voulue, et il s'est trouvé qu'il y avait parmi les 9 typhoïques : 1 chauffeur,

1 galvanoplaste, 1 gratte-boësseur (1), 2 brunisseurs, 1 orfèvre, 1 guillocheur, 1 graveur et 1 ciseleur; et parmi les 9 varioleux, 1 employé de bureau, 1 décapeur, 1 gratte-boësseur, 3 brunisseurs ou brunisseuses, 1 graveur et 2 ciseleurs.

Total : 3 ciseleurs, préservation du deuxième degré, et 2 graveurs, préservation du dernier degré, *cinq* en tout, et pas un monteur, limeur, ni polisseur !

Cette statistique si précise peut se passer de commentaires.

Ajoutons, qu'en 1869, un grand fabricant de métal blanc de la rue de Lyon, n° 55, nous écrivait :

« Dans ma fabrique, en 1865-1866, aucun de mes ouvriers n'a été atteint par l'épidémie de choléra.

« 6 *avril*, Cottiau. »

C. Enquête sur les ouvriers en cuivre seul ou allié a une petite quantité de zinc ou d'étain.

Après en avoir fini avec les ouvriers en métal blanc, nous sommes revenu aux ouvriers en cuivre, en laiton et en bronze, qui furent le point de départ de nos recherches et qui, eux, ne prêtent point aux mêmes controverses sur la spécialité de leur travail, celle-ci ressortant généralement de l'indication même de la profession. L'enquête a été faite ici par simples lettres qui portaient toutes ce questionnaire :

1° Combien d'ouvriers occupez-vous en moyenne ?

2° Avez-vous jamais observé parmi eux choléra, fièvre typhoïde, variole ou une maladie épidémique quelconque ?

3° Pouvez-vous dire si oui ou non le cuivre est nuisible à la santé de vos ouvriers ?

4° Avez-vous fait, de par ailleurs, quelque observation conforme ou en opposition avec les faits observés dans vos ateliers ?

Tous les destinataires, estimant sans doute, eux aussi, que la thèse que nous soutenons depuis si longtemps est aussi juste que féconde, se sont empressés de répondre.

Sur la deuxième question, *toutes les réponses*, — nous disons toutes, — ont été négatives.

Voici des extraits des plus importantes :

Chaudronnerie en cuivre. — *g*. « Ma maison existe depuis 1780.

(1) On appelle *gratte-boesseur* l'ouvrier qui, après l'argenture ou la dorure d'une pièce, la frotte dans toutes ses parties avec un pinceau fait de fils de laiton très fin, pour enlever l'excès d'or ou d'argent.

Les ateliers de chaudronnerie en cuivre occupent environ 70 hommes.

« Je ne me souviens pas de maladies épidémiques ayant sévi parmi eux.

« J'ai interrogé les plus vieux ouvriers de ma maison, et il m'a été dit que, lors du choléra de 1849, on n'a pas connu de cas de contagion chez des chaudronniers en cuivre et que depuis on n'a pas vu non plus de ces ouvriers atteints de *fièvre typhoïde*, de *choléra* ou de *petite vérole*. Du reste, aucun de mes ouvriers ne porte des traces de cette dernière maladie.

« Cette année deux cas de fièvre typhoïde — non suivis de mort — ont été observés dans mes ateliers, l'un, chez un forgeron et l'autre, chez un jeune apprenti.

« 2 *septembre*, ÉGROT. »

Rappelons que la grande maison Cail, de Grenelle, nous écrivait en 1866 :

« Notre personnel, dans la dernière épidémie, était d'environ 3,000 ouvriers.

« 21 hommes ont été atteints et 4 sont morts, savoir : 2 fondeurs en fer, 1 chaudronnier en fer et 1 homme de peine.

« *Aucun de nos ouvriers en cuivre*, qui étaient au nombre de 230, n'a éprouvé d'atteinte de l'épidémie.

« 15 *mars* 1866, CAIL et Cie. »

Fonderie et fabrique de bronzes. — Le 23 juillet 1857, M. Thiébaut père, fondateur de la grande fonderie si connue et ancien maire à Paris, nous écrivait cette lettre, qui fut communiquée, en 1878, au Congrès international d'hygiène de Paris :

« En 1849 j'occupais 140 ouvriers et 190 en 1854. Pas de décès par le choléra.

« Je pourrais croire que le cuivre est un préservatif; car, lorsque les journaux ont fait mention de cette découverte, je me suis inquiété de la vérité du fait (préservation) et je n'ai rencontré aucun cas de chôléra parmi les 4 à 500 ouvriers en cuivre que je connais. »

Neuf années après, le 31 mars 1866, le même M. Thiébaut nous écrivait encore :

« Pendant la dernière épidémie nous n'avons eu aucun cas de maladie... Le nombre d'hommes que j'occupais pendant ce temps variait entre 250 à 300. »

Voici maintenant la lettre que nous avons reçue de MM. Thiébaut fils, qui ont donné une si grande extension à l'industrie de leur père.

h. « Nous ne pouvons que vous confirmer la lettre que vous a écrite M. Thiébaut en 1857 et vous dire que, depuis cette époque, les faits qu'elle signale ont été parfaitement confirmés.

« Nous n'avons jamais constaté *aucun cas de choléra* parmi notre personnel.

« Nous n'avons pas eu non plus *un seul cas de fièvre typhoïde* pendant la dernière épidémie.

« Nos contre-maîtres, qui connaissent à peu près tout le personnel des autres fonderies, affirment qu'il en a été de même chez nos confrères.

« Il y a donc tout lieu de croire que le *cuivre est un préservatif*, puisque en temps d'épidémie nous n'avons pas eu d'accident.

« 1er *septembre*, Thiébaut frères. »

L'affirmation de MM. Thiébaut est corroborée à peu près dans les mêmes termes par la maison Laveissière et Secrétan, Société au capital de 25 millions de francs, qui occupe 350 ouvriers en moyenne dans son usine de Saint-Denis, par MM. Brocquin et Lainé et par M. Moltz, chefs des deux fonderies les plus importantes de Paris après celle de MM. Thiébaut.

i. « Je ne puis que vous confirmer ce que je vous ai dit dans le temps. Mes ateliers fonctionnent depuis plus de trente années. Je n'ai *jamais* eu parmi mes ouvriers (le chiffre n'en est pas indiqué, mais nous savons qu'ils s'élevaient à environ 500 au moment de l'épidémie de choléra de 1865-1866), à l'exception d'un ciseleur que je vous ai cité, de *cas de choléra*, de *fièvre typhoïde*, de *variole* ou de *toute autre maladie épidémique*.

« 4 *septembre*, Barbedienne. »

Il ne sera point inutile de faire remarquer que les ateliers de M. Barbedienne sont situés rue de Lancry, c'est-à-dire non loin de la caserne du Château-d'Eau où la fièvre typhoïde fit, en 1876-1877, tant de victimes.

La déclaration de M. Barbedienne étant d'accord avec celle de M. Tournié, le secrétaire trésorier actuel de la Société du Bon-Accord : 1 cas de fièvre typhoïde, 1 cas de diphtérie et 1 cas de variole, — total, 3 cas en soixante-quatre années, — nous n'avons pas poussé plus loin, cette fois, nos investigations du côté de la fabrique de bronzes. En agir autrement, c'eût été à n'en pas finir tant cette industrie occupe de bras à Paris.

Instruments de musique. — *j.* « Je persiste en tous mes dires antérieurs, à savoir que les ouvriers dans les instruments de musique en cuivre ne sont pas sujets au choléra.

« Quant à la fièvre typhoïde, il n'est point dans mes souvenirs d'en avoir observé un seul cas.

« Je n'ai pas observé davantage, dans les ouvriers de ma partie, des cas de petite vérole ou d'angine couenneuse.

« Je suis né dans la facture des instruments de musique et ne l'ai point quittée depuis plus de soixante ans. Je ne puis chiffrer, même approximativement, le nombre d'ouvriers que j'ai pu employer ou connaître. Ils se comptent par milliers.

« 1er *septembre*, A. Sax, rue de Rocroy, 26. »

Optique. — *k.* « Ma maison a été fondée en 1818 : elle occupe en ce moment une centaine d'ouvriers.

« Je n'ai jamais eu aucun cholérique, pas plus pendant les épidémies de 1853-1854 et de 1865-1866 que pendant celles de 1832 et de 1849.

« En fait de fièvre typhoïde, je me souviens d'en avoir eu deux cas survenus, l'un et l'autre, au cours d'une autre maladie (chômage). Enfin, en 1877, j'ai perdu un apprenti mort au mois de septembre.

« Je n'ai aucun cas de petite vérole à vous signaler.

« 15 *septembre*. E. Bardou, 55, rue de Chabrol. »

Nous arrêtons là nos citations. Nous rappellerons, avant de conclure, que les enquêtes faites, *sur documents officiels*, au sujet des épidémies de fièvre typhoïde de 1876-1877 et 1882-1883, n'ont donné, ensemble, pour tous les ouvriers en cuivre de Paris que 4 décès !

Conclusion. — Ainsi donc, sauf d'infimes exceptions, à Paris : immunité constante, par rapport à la fièvre typhoïde et la variole aussi bien que par rapport au choléra, non seulement des ouvriers en cuivre et en bronze ou en laiton, mais même des ouvriers en métal blanc dans la composition duquel le cuivre n'entre cependant que pour 1/2 à 3/5, de sorte que, au lieu de nous borner à qualifier de *probable* l'immunité typhoïque de ces ouvriers, nous pouvons maintenant dire hautement qu'elle est *presque aussi certaine que l'immunité cholérique*. Et comme l'on ne saurait prétendre expliquer cette immunité si patente ni par des émanations sulfureuses, ainsi qu'on l'a fait récemment pour les grilleurs de pyrites des mines de cuivre de Fahlen, en Suède, ni par autre chose que par les poussières mêmes du métal mis en œuvre ; comme l'on ne saurait non plus continuer à arguer que d'autres professions ont été également respectées, vu que nous avons démontré que les vidangeurs et les égoutiers, si souvent cités, furent au contraire littéralement décimés, que les tanneurs et les gaziers ont payé à la maladie un tribut au-dessus de la moyenne, etc., comment ne pas conclure qu'en se mettant dans les mêmes conditions d'imprégnation cuprique que les ouvriers en cuivre les plus épargnés, on a de grandes chances, *nous ne disons pas la certitude*, puisque nous avons cité nous-même 16 décès cholériques et 4 typhoïques, d'échapper, tout au moins, au choléra et à la fièvre typhoïde.

D'autre part, démonstration que si les ouvriers de l'usine de Bornel n'ont point été préservés de la fièvre typhoïde comme ceux d'Ercuis ou, mieux encore, comme leurs camarades de la succursale de l'usine de Bornel fondée à Paris en 1880, cela tient à ce qu'ils vivent dans des conditions hygiéniques qui les mettent hors la loi de la préservation cuprique.

Nous aurions bien voulu fermer ici cette discussion, mais le docteur Bailly a fait école, de sorte que nous voilà contraint de faire encore campagne malgré toutes nos répugnances, malgré le besoin que nous éprouvons de réserver le reste de notre activité pour des questions qui attendent leur tour depuis quelque trente-cinq années. Nous voulons parler d'expériences, remontant à 1849, sur la *Force neurique,* sur la possibilité de l'emmagasiner dans un appareil spécial, comme on l'a fait depuis pour la parole et la lumière, sur les propriétés remarquables, tant physiques que physiologiques, dont elle jouit, etc., expériences que nous avons reprises dernièrement à l'hôpital Cochin, où nous fîmes les premières, et dont nous parlerons bientôt.

CHAPITRE III

ENQUÊTES COMPLÉMENTAIRES

SUR LES CHAUDRONNIERS DE VILLEDIEU ET DE DURFORT

SUR LES HORLOGERS DE BEAUCOURT, DE BADEVEL, BERNE, ETC.

DOCUMENTS DIVERS.

Parmi les nouveaux combattants, il en est qui constituent *une quantité si négligeable* qu'il n'y a même pas lieu de les nommer. Nous ne nous occuperons donc que des autres.

On sait que Claude Bernard aimait souvent à dire que « le doute est le véritable oreiller du savant ». Ce ne sera point manquer aux convenances confraternelles obligées, ni excéder nos droits, si nous disons que M. le professeur Vulpian, quoique notre contemporain et presque un ancien camarade, met en pratique à un rare degré cette maxime envers le burquisme. Qu'il s'agisse, en effet, de la métallothérapie ou seulement d'une de ses annexes, l'éminent professeur ne laisse jamais échapper l'occasion de se montrer l'émule de son savant collègue, M. le professeur Robin, qui traita toujours la première de si belle façon dans toutes les éditions du *Nouveau Nysten*, sans en excepter celle qui suivit les rapports de M. Dumontpallier sur la métalloscopie et la métallothérapie, et cela, il est de notre devoir de toujours le rappeler, malgré que son illustre collaborateur l'eût comme désavoué dans une lettre écrite à nous-même, le 10 février 1877, disant :

. . . . « J'ai suivi avec attention, dans les journaux de médecine, les expériences de M. Charcot *qui vous donnent pleinement raison :* je vous félicite de ce succès, tout tardif qu'il est.

« E. LITTRÉ. »

Sur la question du cuivre, M. Vulpian ne pouvait ne point rester fidèle à l'attitude qu'il a toujours prise vis-à-vis de nous soit à l'Académie des sciences (1), où l'éloignement par l'âge ou la maladie de plusieurs collègues le rendit nombre d'années omnipotent dans la section de médecine et de chirurgie, soit ailleurs. Aussi a-t-il été l'un des premiers à s'enrôler sous la bannière cupricide du continuateur de Stoufflet. Mais bientôt notre éminent confrère s'est lassé de ce rôle secondaire et par trop voyant, étant donnée surtout la faiblesse des arguments que l'on lira dans un moment et auxquels, nous lui devons cette justice, il n'a dû avoir recours, faute de mieux, qu'à contre-cœur. M. Vulpian s'est alors effacé et a lancé dans l'arène son préparateur, M. Bochefontaine, se chargeant seulement d'assurer ses derrières, nous voulons dire d'ouvrir les oreilles de ses collègues de l'Académie de médecine comme de l'Académie des sciences, ou même de parler à sa place

(1) Toutes les fois qu'il s'est agi, au sein de la Commission des prix Montyon, de récompenser nos travaux, MM. Vulpian et Robin ont opposé les mêmes fins de non-recevoir. Cette année encore, ils ont repoussé notre candidature défendue par M. le professeur Paul Bert. Elle l'avait été antérieurement par MM. Bouley, Pasteur, Milne-Edwards et Marey, et une fois il ne s'en était fallu que d'une voix qu'elle triomphât. Presque au même moment où, par le *dernier* vote de sa Commission, l'Académie des sciences inscrivait itérativement un nom de plus sur la liste de tous les inventeurs qu'elle a méconnus, l'Académie royale de médecine de Belgique infligeait à son illustre sœur une leçon topique d'équité et de patriotisme scientifiques. (V. Rapp. du docteur Desguin sur le Burquisme, lu et adopté dans la séance du 29 déc. 1883.)

Nous avons trop le respect de l'illustre Compagnie pour la rendre responsable en masse des dénis de justice que peuvent lui faire commettre certains de ses membres, soit qu'ils obéissent à des sentiments où la science n'a rien à voir, soit que, prétendant presque à l'*Infaillibilité*, ils n'aient point le cœur assez haut placé pour reconnaître, comme E. Littré, qu'ils s'étaient trompés. Mais nous sommes trop patriote, trop imbu des nécessités nouvelles qui s'imposent, de par la lutte acharnée à laquelle la France désabusée est désormais condamnée sur le terrain scientifique aussi bien que sur celui des armes et de l'industrie, pour ne point souhaiter ardemment que luise enfin le jour où, sous l'impulsion de différentes Sociétés libres, et notamment de cette Société fondée par Rayer et Claude Bernard et présidée à cette heure par l'une de nos gloires, le professeur Paul Bert, si vaillante, si accessible à tous les progrès, qui attire aujourd'hui tous les regards par des travaux aussi multiples que féconds, etc., nous avons nommé la Société de biologie, nos deux premiers corps savants se démocratiseront, dans le bon sens du mot, et s'imposeront des réformes qui fassent qu'un inventeur, en France, n'ait plus besoin de franchir la frontière pour trouver des juges *officiels* équitables.

si, d'aventure, il arrivait que, pris de quelque scrupule égalitaire, ces collègues voulussent soumettre son lieutenant au même régime que nous-même.

Une fois entré en lice, M. Bochefontaine a mis une ardeur sans pareille a bien mériter de son chef. Aidé d'un de ses élèves, M. Ygouf, il a fait, du côté de Villedieu, les trouvailles que l'on verra, et ce butin il lui a été loisible de l'exhiber itérativement à plaisir devant l'Académie de médecine, l'Académie des sciences, etc. Et, tandis que certains journaux, la *Gazette hebdomadaire* et le *Journal d'Hygiène* à leur tête, nous refusaient l'exercice de ce droit primordial, LE DROIT DE RÉPONSE, inscrit, d'ailleurs, formellement dans la loi et qu'un arrêt récent de la Cour de cassation vient récemment encore de consacrer, à propos d'un refus d'insertion du directeur du *Bulletin municipal de la ville de Paris;* tous les organes de la presse scientifique, qui savaient bien à qui nous avions en réalité affaire, ouvraient à deux battants leurs colonnes au préparateur de la Faculté.

Sont venus ensuite à la rescousse d'abord ceux auxquels, entre temps, la mort de Thuillier « *qui s'était cuivré à fond* », a-t-on dit, en avait fourni l'occasion ou le prétexte, puis le docteur de Pietra-Santa, flanqué du R. P. D. l'abbé Houlès, et, tout à la fin, l'honorable M. Mégnin, actuellement secrétaire annuel de la Société de biologie.

Rien ne serait plus édifiant que de faire savoir à ceux qui les ignorent, ou ne peuvent que les soupçonner, les véritables motifs, *pour d'aucuns,* de cette sorte de croisade anticuprique, et de montrer, comme dans l'affaire du docteur Bailly, combien les intérêts de la science y sont étrangers. Prenons le cas, par exemple, de M. de Pietra-Santa : celui-là peut se dire.

Il y a nombre de gens qui, nous le disions récemment devant la Société de biologie, à propos de nouvelles revendications en faveur de Perkins formulées par M. Rabuteau, ne peuvent encore à cette heure se résigner à prendre leur parti des succès, si tardifs pourtant, de la métallothérapie, et qui, s'ils le pouvaient, seraient heureux de déchirer de leurs mains les rapports, signés Charcot, Luys et Dumontpallier, qui, après plus de trente années de travaux, ont amené son triomphe définitif.

Le docteur de Pietra-Santa n'est point, lui, de ces inconsolables, ou plutôt il n'en faisait point partie autrefois, au contraire. Bien souvent, en effet, le *Journal d'Hygiène* fut pour nous des plus hospitaliers.

Le 20 mars, par exemple, cet organe imprimait un long article qui débutait en ces termes :

« Tous nos lecteurs ont entendu parler de la métallothérapie ; mais pour elle, comme pour le magnétisme, pour l'hypnotisme, etc., on se croit généralement autorisé à passer outre sans examen.

« Cependant, le scepticisme serait ici tout à fait condamnable. Les expériences les mieux conduites par les autorités médicales les moins contestées démontrent la réalité des phénomènes. Aussi croyons-nous devoir saisir le moment où le monde savant a de nouveau l'attention tournée de ce côté pour rendre compte des faits dont nous venons d'être témoin à la Salpêtrière, dans le service de M. Charcot.

« Rappelons d'abord que M. le docteur Burq, à qui est due la méthode thérapeutique qui fait l'objet de cet article, s'en occupe activement depuis l'année 1847... » Suivait l'histoire de la découverte de la métallothérapie, qui n'occupe pas moins de neuf colonnes du journal.

Le 13 juin 1878, nouveau ban en notre faveur, à propos des expériences dynamométriques, spirométriques et autres que nous avions faites en 1875-1876 à l'École normale de gymnastique militaire de la Faisanderie, et moins d'une année après, le 17 avril 1879, ce dithyrambe :

« Nous sommes heureux de vous apprendre que la Société de biologie a accordé le prix Godard de 1,000 francs à M. le docteur Burq. C'est là une juste compensation, une légitime récompense de toute une vie de travail et d'abnégation, vouée à la vulgarisation de faits désormais démontrés et acquis à la science, mais qui, pendant de longues années, ont été ou niés sans plus ample informé.... »

Nous pourrions faire d'autres citations empreintes toujours du même esprit et jamais atténuées par la moindre dissonance, ni réserve sur *aucun point,* nous soulignons à dessein ces deux mots ; mais c'est assez pour montrer en quelle estime M. de Pietra-Santa a tenu longtemps la métallothérapie et son inventeur et caractériser ce que nous appellerons sa première manière. Passons maintenant à la deuxième.

Après bien des années, une vingtaine pour le moins, d'union et de cordialité parfaite de part et d'autre, un beau jour le ciel de cette vieille camaraderie s'assombrit, on verra tout à l'heure à propos de quoi ; des éclairs se mettent à sillonner la nue, nous voulons dire à jaillir des orbites du directeur du *Journal d'Hygiène*, et voilà que, sans perdre son temps à regarder en arrière, le docteur de Pietra-Santa entre en plein dans sa seconde manière.

Le 6 octobre 1881, première antienne, qui sera mieux à sa place plus loin, puis, après différentes escarmouches, une double charge à fond, à la suite, la première, d'une communication faite en notre nom par M. le professeur Bouley à l'Académie des sciences, et la seconde, de la lecture du docteur Bailly. En voici quelques extraits typiques.

JOURNAL D'HYGIÈNE, *Paris, le* 30 *avril* 1882.

« Malgré le bruit qui se fait depuis quelque temps autour des plaques, ceintures et jarretières de cuivre pour se préserver du choléra-morbus, nous nous étions borné à laisser à notre collaborateur le docteur ÉCHO, — lisez de Pietra-Santa, — le soin de signaler dans sa chronique la prose de la quatrième page du *Petit Journal.*

« Il nous faut aujourd'hui nous départir de cette réserve... A la stupéfaction d'un grand nombre d'esprits, les *Comptes rendus de l'Académie des sciences* ont accordé deux grandes pages au résumé d'un mémoire qui fourmille d'assertions plus ou moins hasardées, et dont les conclusions ne peuvent s'étayer sur aucune expérience clinique.

« La communication de M. H. Bouley a donné lieu cependant à une vive protestation de M. Thénard soutenant que, si le cuivre peut être, dans certains cas, un remède, il n'en reste pas moins un poison dangereux.

« La métallothérapie, ajoute M. Larrey, *avec beaucoup de raison* (on voit déjà que M. de Pietra-Santa manque singulièrement de mémoire à l'égard de ses propres écrits), est une de ces questions qui demandent encore une certaine réserve...

« Quelques jours avant, M. Vulpian, que l'on avait voulu enrôler dans les rangs des *métallothérapistes*, a battu en brèche les exagérations de la nouvelle doctrine..... »

« Paris, le 6 août 1882.

« Nous adressons à M. le docteur Bailly nos plus sincères félicitations pour avoir, dans cette grave question de l'imprégnation cuprique progressive, osé opposer l'observation clinique à l'expérimentation de laboratoire. Il ne suffit pas de quelques données *théoriques* sur la métalloscopie et la métallothéraphie, et de quelques statistiques plus ou moins *fantaisistes* pour résoudre pareil problème... »

Suivait la reproduction aussi approbative que scrupuleuse de toutes les allégations de M. Bailly, sans en excepter, bien entendu, celle si particulièrement injurieuse : « voilà donc le cuivre sur le point de prendre *commercialement* la qualité de spécifique anti-cholérique », surtout après le sous-entendu contenu dans ces mots de M. de Pietra-Santa « la prose de la quatrième page du *Petit Journal* ».

Arrêtons ici cette fouille capiteuse.

A de telles invectives nous eûmes le tort de faire une réponse et celui, plus grand encore, d'en demander courtoisement l'insertion, au lieu de l'exiger par ministère d'huissier. Mais M. de Pietra-Santa qui est natif de l'île fameuse d'où nous sont venus les Bonaparte, qui avait même des liens de parenté et de jeunesse avec Napoléon III, qui fut, si nous ne faisons pas erreur, secrétaire du prince Jérôme bien des années avant que de songer à la médecine et eut naturellement sa part de la curée impériale, — on sait que, sans être nanti d'aucun diplôme français (1), ni avoir fait, du moins en France, aucune de ces études cliniques dont il aime tant à parler, le rédacteur du *Journal d'Hygiène* fut bombardé médecin de la prison des Madelonnettes, médecin du Mont-de-Piété, médecin par quartier de l'Empereur, etc., — M. de Pietra-Santa, disons-nous, qui, par conséquent, a longuement appris à bonne école à respecter les droits d'autrui, se refusa itérativement à l'insertion demandée et nous le signifia dans son journal, le 29 décembre 1883, en cette déclaration césarienne :

« Dans une lettre assez hautaine, le docteur Burq nous menace d'un article de sept colonnes, en réponse aux observations présentées à diverses reprises dans le Journal. Nous attendrons, *de pied ferme*, la prose de M. Burq, par voie d'huissier, parce que en matière de discussion scientifique ou littéraire le droit de réponse *nous a toujours paru* subordonné au droit imprescriptible de la

(1) C'est en 1864 seulement que M. de Pietra-Santa fut reçu, *par ordre*, médecin français par la Faculté de Montpellier. La Faculté de Paris avait, elle, eu l'honneur de se refuser absolument à cette complaisance malgré que Tardieu, alors son doyen, eût fait de son mieux pour se montrer ici le très humble serviteur des Tuileries, comme dans l'affaire du malheureux Victor Noir ; et, s'il nous en souvient bien, même à Montpellier les choses ne marchèrent point toutes seules.

liberté de critique... Nous continuerons *sans sourciller* notre œuvre de réserve et d'appréciations critiques » !!...

L'ancien bonapartiste n'ajoute point : d'ailleurs, *Ego nominor Leo*, et c'est vraiment dommage.

Mais pourquoi pareille transformation ? Pourquoi, du jour au lendemain, M. de Pietra-Santa a-t-il passé à sa seconde manière, même sur les choses de la métalloscopie et de la métallothérapie, sans crainte de s'infliger à lui-même un sanglant démenti ? Comment, retranché dans son journal ainsi que dans un maquis, en est-il venu à s'imaginer qu'il avait, lui, toute liberté de nous cribler de ses projectiles et que nous n'avions pas, nous, celle de lui riposter ? Que s'était-il donc passé depuis cet article pompeux du 17 avril 1879 pour que nous ne fussions plus qu'*un fantaisiste, un faiseur de théories sans la moindre expérience clinique, un débiteur de prose à la quatrième page du Petit Journal ?...*

Ici la chose devient si piquante et si instructive que nous serions coupable d'en rien taire au lecteur.

M. de Pietra-Santa fonda, il y a sept ans, le *Journal d'Hygiène*, et un peu plus tard, pour achever d'utiliser les loisirs que lui avait faits la chute de l'Empire, — la République, qui est bonne fille, lui a laissé cependant cette quasi sinécure, l'inspection des eaux minérales dans le département de la Seine, — il entreprit de cultiver le vaccin de génisse à la Société d'encouragement, en compagnie de M. Chambon, l'ancien associé du docteur Lanoix. Cette culture, qui, les Parisiens et leurs médecins ne peuvent point ne pas en avoir gardé la mémoire, produisit en 1869-1870 de si jolies recettes dans le *Git à la noix* — le mot est de Villemessant — de la rue de Massillon et partout où MM. Lanoix et Chambon furent appelés à opérer leurs vaccinations, a continué, il faut le croire, à porter de bons fruits, car voici l'aventure qui nous arriva.

Le 27 septembre 1881, fort d'expériences personnelles dont douze génisses avaient fait les frais, nous venions lire à la tribune de l'Académie un mémoire, *De l'infériorité du vaccin de génisse*, dans lequel nous établissions par les échecs des vaccinations et revaccinations faites avec du vaccin animal, soit dans les hôpitaux par différents médecins et par M. Chambon lui-même, soit en ville par nous d'abord, puis par des confrères auxquels nous avions cédé de nos génisses, par l'insuccès de plusieurs centaines de tubes dudit vaccin, que nous avions délivrés sur place ou expédiés aux quatre coins de la France, aussi bien que par celui de tubes semblables envoyés par le docteur Gallard dans huit départements différents, etc., que le vaccin atténué de la génisse réussit rarement dans les revaccinations, même de génisse à bras ; qu'il se conserve si peu en tubes ou autrement, que nous n'avions jamais pu le faire voyager même jusqu'à Saint-Germain-en-Laye qu'une seule fois et sur lancette, etc.; d'où cette conclusion que, pour éviter les mécomptes, nous estimions qu'il fallait en revenir à la vaccination jennérienne.

La vérité nous fait un devoir de dire que, sans y mettre la moindre malice, un peu avant d'être appelé à la tribune, nous avions fait passer notre mémoire sous les yeux de M. de Pietra-Santa, qui était présent à la séance, et que notre confrère, très visiblement contrarié par son contenu, nous avait conseillé de le remettre dans notre poche. Inutile de dire que, si sur l'heure nous fûmes vraiment fâché de chagriner notre confrère, toujours fidèle avant tout à la devise, *Amicus Plato sed magis amica veritas*, nous ne tînmes aucun compte de son conseil charitable, sinon parfaitement désintéressé, et que nous conduisîmes notre lecture jusqu'au bout sans retrancher une seule ligne de ce qui, pour nous, était l'expression de la stricte vérité.

Mal nous en prit. Nous étions à peine descendu de la tribune de l'Académie, que M. de Pietra-Santa vint à nous et, l'œil fulgurant, la bouche presque écumante, il nous lança cette apostrophe : « *Je vous démolirai* » (*sic*).

Et, en effet, quelques jours après, dès le 6 octobre 1881, notre irascible confrère nous décochait déjà ce premier trait :

« Le docteur Burq, que nous avons été heureux de soutenir, à plusieurs reprises, dans sa lutte contre l'*obscurantisme* que l'on voulait appliquer à ses idées de réformes thérapeutiques, obéissant aux élans d'une imagination féconde, a senti la nécessité de venir présenter à l'Académie de médecine, à propos d'un mémoire sur l'*Infériorité du vaccin de génisse,* l'un des cent et quelques appareils ou instruments qu'il a inventés, découverts, perfectionnés au cours de son active carrière de praticien.....

« Nous regrettons vivement que M. Burq n'ait pas daigné suivre le conseil d'abstention que nous lui avions donné, en confrère bienveillant...

« Nous félicitons bien vivement l'Académie d'avoir écouté jusqu'à la fin cette longue épître *pro domo sua.* Nous sommes, il est vrai, à l'époque des vacances... etc. »

Vinrent ensuite d'autres épigrammes enfiellées, puis les invectives plus ou moins injurieuses rapportées plus haut.

Ainsi donc si nous ne sommes plus qu'un *fantaisiste*, un auteur d'assertions *plus ou moins hasardées* et le reste ; si le lauréat de la Société de biologie, de la Faculté de médecine, etc., le *vulgarisateur infatigable de faits désormais démontrés et acquis à la science* n'est plus qu'un vulgaire inventeur et perfectionneur d'appareils dont notre vaccineuse est le cent-unième; si la métallothérapie n'est plus rien et n'est basée aussi bien que la métalloscopie que sur des idées théoriques et si, sur l'une comme sur l'autre, le *Journal d'Hygiène* a pu abuser ses lecteurs par ses dithyrambes d'autrefois; si le cuivre, en faveur duquel M. de Pietra-Santa a rompu et rompra encore les lances que l'on verra plus loin, est devenu un poison dangereux ; si le *Journal d'Hygiène* a applaudi, en y ajoutant, à l'argumentation que l'on sait du docteur Bailly, et si, enfin, M. de Pietra-Santa, violant la loi qui est si formelle sur le *droit de réponse*, s'est refusé à insérer *notre prose*, c'est tout simplement, qu'on le sache bien, parce que nous avions marché sur ses plates-bandes *génissiennes* en prouvant que le vaccin de génisse, comparé au vaccin humain, ne vaut même point les merles qu'on mange faute de grives !...

Mais c'est trop nous attarder et trop nous dédommager ici de tout ce que nous ne pouvons pas dire avec la même liberté touchant les mobiles auxquels ont obéi tels autres de nos contradicteurs. Nous nous reprocherions même cette digression si elle ne devait point servir, d'une part, à montrer, par un exemple typique, comment s'entendent et se traitent de certaines questions quand d'autres intérêts que ceux de la science y sont en jeu, et, d'autre part, à faciliter singulièrement d'ores et déjà notre tâche lorsque, dans les pages qui suivront, nous aurons à réfuter les attaques de MM. de Pietra-Santa et Houlès contre l'immunité cuprique.

Et maintenant, marchons sus à la colonne cupricide ; rendons à chacun œil pour œil, dent pour dent et visons d'abord à la tête, sans nous préoccuper davantage des nouvelles colères qui pourront en résulter que de celles qui les ont précédées, ni des nouveaux dénis de justice qui en seront la suite naturelle.

M. LE PROFESSEUR VULPIAN ET M. BOCHEFONTAINE

ACADÉMIE DES SCIENCES. — Séance du 20 août.

La préservation cuprique dans la vallée de Mékong et sur les bords du Nil.

Dans la séance du 13 août, M. le professeur Bouley présentait de notre part à l'Académie des sciences une note : *Du cuivre au point de vue prophylactique et curatif.*

Après avoir dit : « L'Académie sait que, depuis plus de trente années, nous nous sommes livré à une étude suivie de l'action du cuivre contre le choléra. Le moment nous paraît venu de rappeler sommairement les résultats de cette longue étude et les enseignements divers qui en découlent. »

Après avoir parlé des observations d'immunité professionnelle faites en France, en Suède, en Russie, en Italie, en Espagne, etc., des statistiques concordantes de Trébuchet et de Blondel, de l'enquête faite par la préfecture de police après l'épidémie de 1865-1866, des rapports de MM. Lévy, Vernois, Devergie et Pauchon, des expériences instituées dans les laboratoires de l'École normale et de Montsouris à l'effet de rechercher si oui ou non les sels de cuivre, qui protègent si efficacement les traverses de chemins de fer, les poteaux télégraphiques, les bâches, etc., qui en ont été injectés, jouissent de propriétés antiseptiques réelles et méritent l'accueil qu'ils avaient trouvé à ce point de vue auprès des différents conseils et comités d'hygiène ; après avoir rappelé les expériences que nous faisions dès 1869, en collaboration avec M. le docteur Ducom, pour démontrer l'innocuité des préparations de cuivre à la dose où on les croyait généralement très toxiques, expériences confirmées depuis par le docteur Galippe ; après avoir signalé derechef les succès obtenus au Japon contre le choléra par le docteur Maillet avec des ceintures en cuivre, nous disions : « En ce moment même, d'après ce qu'aurait dit M. le professeur Vulpian, dans la vallée de Mékong et en Égypte, les officiers français et anglais se *préserveraient* par le cuivre, — les comptes rendus ont imprimé par erreur se *préservent;* » — puis nous terminions par des instructions, *en vue de la préservation,* telles que nous les suggérait notre longue expérience.

Dans la séance qui suivit (le 20 août), lecture était donnée à l'Académie, par son secrétaire perpétuel, d'une lettre de M. Vulpian disant :

« *Trouville-sur-Mer, le* 19 *août* 1883.

« M. V. Burq a communiqué à l'Académie des sciences, dans la séance de lundi dernier, un travail dans lequel je lis cette phrase : « En ce moment même..... etc. » (Voir la suite ci-dessus.)

« M. Burq a puisé sans doute cette information dans un journal politique qui m'a attribué, par erreur, une partie de l'article consacré par un de ses rédacteurs à l'étude des moyens de se préserver du choléra. C'est ce rédacteur qui m'a fait connaître ce qu'on lui avait dit de certaines pratiques préventives, mises en usage en Cochinchine, dans l'Inde et en Égypte : quant à moi, je n'en avais jamais entendu parler auparavant. Je ne veux prendre aucune responsabilité, en ce qui concerne l'utilité du cuivre dans le traitement préservatif du choléra. Cette utilité me paraît bien douteuse. Si le cuivre avait une efficacité réelle, il est probable qu'elle aurait été mise en évidence depuis longtemps dans tous les pays où le choléra a sévi et surtout dans les parties de l'Inde où cette maladie est endémique. Je ne vois cependant aucun inconvénient à ce qu'on fasse, *avec sagesse,* des essais de traitement préventif à l'aide du cuivre, à la condition toutefois qu'on ne se laisse pas entraîner, par une confiance trop grande dans un moyen probablement chimérique, à laisser de côté les prescriptions hygiéniques qui doivent tenir le premier rang, pour le moment, dans la prophylaxie du choléra. »

« VULPIAN. » (*Extrait des comptes rendus.*)

Nous répondrons à cette première escarmouche :

1° Que le *Gaulois*, où en effet nous avions puisé textuellement nos dires sur la vallée de Mékong et sur l'Égypte, devait nous inspirer toute confiance par cette raison que *l'interviewer*, qui était l'auteur de l'article, y avait mis le nom de M. Vulpian en grande vedette, et que, au moment où nous faisions notre communication à l'Académie, il s'était déjà écoulé quinze jours sans que M. Vulpian fît entendre la moindre protestation contre l'abus qui avait été fait de son nom.

2° Que l'argument contre le pouvoir préservatif du cuivre, tiré de ce fait que dans tous les pays où le choléra est endémique, comme dans l'Inde, on ne l'a point encore mis à profit, M. Vulpian l'avait déjà réfuté de reste par sa propre conduite vis-à-vis de la métallothérapie. En effet, malgré tant d'expériences probantes sur cette méthode thérapeutique, depuis plus de trente années, malgré que M. le professeur Charcot en ait démontré l'efficacité sur des incurables de son service et que M. Vulpian ait aussi assisté, à la Salpêtrière, aux expériences de son ami et collègue ; malgré, qu'à la suite de cette démonstration (en 1877), il ait obtenu lui-même, à la Charité, avec les sels d'or des résultats inespérés sur une malade profondément émaciée, qui était contracturée des quatre membres et de l'œsophage et portait, en outre, au sacrum une escarre de l'étendue de la main dont elle guérit en moins de cinq semaines, notre éminent contradicteur a toujours continué à nier le burquisme à ce point qu'il en est encore à tenter d'en faire bénéficier les malades dans son service de l'Hôtel-Dieu, comme à y faire le plus petit essai des sels de cuivre contre la fièvre typhoïde, quoique militent tant en leur faveur les faits publiés par le docteur Moricourt aussi bien que les observations recueillies à la Clinique d'accouchements dont nous aurons à parler plus loin.

3° Qu'il est peu digne de la science en général, et de M. le professeur Vulpian en particulier, de venir dire qu'un moyen est chimérique alors qu'on n'en sait rien et qu'on ne l'a point expérimenté une seule fois.

4° Que les moyens de préservation que nous avons conseillés sont parfaitement compatibles avec toutes les prescriptions hygiéniques salutaires, et que, bien loin de les exclure, nous avons mis tous nos soins à en faire une condition *sine qua non*.

Séance du 5 novembre.

Note communiquée par M. Vulpian au nom de M. Axel Lamm de Stockholm.

« Au printemps de 1857, le choléra sévissant en Europe, le public suédois, sous l'impression des décrets prophylactiques de 1830 et des douloureux souvenirs de la première épidémie du choléra en Suède (1834), désira avoir quelque chose de palpable à employer contre l'infection. M. Magnus Huss, alors chef de clinique médicale au lazaret des Séraphins, à Stockholm, conseilla de porter sur le creux de l'estomac de petites plaques de cuivre métallique. Cette pensée lui avait été suggérée par ce fait que le choléra ne s'était pas montré à Falun, ville principale de la province Dalarne (Dalécarlie), à proximité de mines considérables de cuivre qui sont exploitées depuis l'antiquité la plus reculée et en partie à ciel ouvert.

« L'emploi de ces plaques (qui étaient minces et rondes, d'un diamètre d'environ 0m,10) ne donna que des résultats nuls au point de vue de la prophylaxie du choléra.

« Il arriva, d'autre part, que, dans certains cas, par l'effet de la transpiration et parce qu'on n'eut pas le soin de nettoyer les plaques, il se forma à leur surface du vert-de-gris, qui agit comme caustique sur la peau avec laquelle il était en contact direct : des ulcérations en furent la suite.

« Il est vrai que le choléra, qui a sévi cinq ou six fois à Stockholm, n'a jamais pénétré dans le nord jusqu'à Falun. Mais il est bon d'observer que, à Falun et autour de Falun, le grillage du minerai répand dans l'atmosphère du gaz acide sulfureux, en quantités parfois intolérables. Cette circonstance exerce-t-elle une influence sur les miasmes de l'épidémie cholérique? C'est une question que je dois me contenter de poser et ne puis traiter ici, n'ayant pas les données nécessaires pour arriver à une solution. » (*Extrait des comptes rendus de l'Académie, p.* 1003.)

Notre réponse.

Admettons que les plaques conseillées par le célèbre professeur qui, le premier, a si bien parlé sur l'alcoolisme, n'aient eu aucun effet *même moral,* qui, peut-être bien, est celui qu'avait surtout visé Magnus Huss.

Mais qu'y a-t-il de commun, nous le demandons à M. Vulpian, entre ce mode de préservation lilliputien comme entre les médailles de cuivre, recommandées bien avant (en 1840) par Hahnemann, et celui que nous avons conseillé à la fois *intus* et *extra?* Sans doute, dans nos prescriptions se trouvent aussi les applications externes. Mais ces applications, qui, d'ailleurs, ne sont plus guère pour nous-même qu'un auxiliaire, nous avons recommandé de les faire comment? sur une surface de plusieurs décimètres carrés et même sur la plus grande partie du corps au moyen de gilets, de ceintures, voire de chemises de flanelle imprégnée de sulfate de cuivre. Si le docteur Maillet paraît avoir obtenu, au Japon, de bons effets de la préservation externe toute seule, ce n'est que parce que, lui aussi, avait compris que les applications de cuivre ont besoin d'être largement faites pour avoir chance de rendre des services.

En vérité, dirons-nous à ceux qui ont pu s'en laisser imposer ici par les révélations soudaines de M. Axel Lamm, si bien accueillies par M. Vulpian, se peut-il qu'il nous soit jamais venu à la pensée, étant connu le peu d'absorption qui se fait par la peau dans les conditions les plus favorables, qu'une simple plaque de cuivre, eût-elle 10 cent. *en tous sens*, ce que la note ne dit point, puisse suffire pour donner lieu à une imprégnation cuprique véritable ?

Laissons donc là ces espèces d'amulettes suédoises, — nous avons failli dire allumettes ; — laissons-y également les commentaires comminatoires qui ont accompagné la communication du 5 novembre, — M. Vulpian a été jusqu'à parler de dangers courus par les porteurs des plaques susdites, de la possibilité même d'un empoisonnement véritable à la faveur d'ulcérations déterminées par leur oxydation chez des personnes peu soigneuses, — et passons à des objections qui méritent un peu plus de nous arrêter.

Académie de médecine. — Séance du 18 septembre.

Lecture de M. Bochefontaine sur l'action antiseptique des sels de cuivre.

MM. Miquel et Chamberland avaient fait, le premier, dans le laboratoire de Montsouris, et, le second, dans celui de l'École normale, des expériences, *in vitro*, desquelles il était résulté que les sels de cuivre jouissent d'un pouvoir antiseptique incomparablement supérieur à celui des sels de fer, de zinc, de l'acide salicylique, du thymol, etc., et de l'acide phénique lui-même, et ne sont distancés, sous ce rapport, que par les sels de mercure, d'or et d'argent, par l'iode et l'eau oxygénée, qui vient en première ligne.

D'autre part, MM. Paul Bert et Capitan, expérimentant non plus *in vitro* mais sur des animaux, étaient arrivés à ce résultat : « que ces mêmes sels leur avaient paru conférer à ces animaux, dont ils avaient varié les conditions de réceptivité par des saignées, par des suppurations, etc., l'immunité contre le virus morveux. » (Séance de la Société de biologie du 4 août, *Gazette des Hôpitaux*.)

M. Bouley était parti de là et de nos propres observations pour faire, le 14 juillet, cette leçon magistrale sur les maladies conta-

gieuses et les médications préventives, dont nous avons donné un extrait, mais qu'il faut lire en entier dans l'ouvrage que l'éminent professeur vient de publier sur les leçons qu'il a professées au Muséum. Et, tandis que M. Bouley disait : « N'est-on pas autorisé à conclure que *l'imprégnation cuprique progressive* pourrait être un moyen préservatif contre le choléra et la fièvre typhoïde », et que, quelques jours après, il ne craignait pas de déclarer en pleine Académie de médecine, à propos de la discussion sur le *Lathyrisme*, « que, pour son compte, il n'hésiterait point à se cuivrer en prévision de l'épidémie cholérique », les Comité et Conseil d'hygiène, dans leurs instructions contre le fléau indien, donnaient la préférence au sulfate de cuivre pour la désinfection des fosses d'aisance et de toutes les matières et récepteurs à contages. De plus, comme si ce n'était pas assez pour légitimer ce que nous avions dit des propriétés antiseptiques des sels de cuivre, au même moment le docteur Charpentier obtenait avec ces sels les résultats remarquables dont il sera parlé.

Ce triomphe du cuivre sur toute la ligne venait à peine de s'affirmer que M. Vulpian, faisant trêve à ses recherches habituelles, ordonnait d'instituer, dans son laboratoire de la Faculté, des expériences contradictoires et que bientôt, le 18 septembre, M. Bochefontaine venait lire à l'Académie de médecine une note dont la *Gazette Médicale* a donné l'extrait ci-après.

Académie de médecine. — Séance du 18 septembre.

Note de M. Bochefontaine sur l'antisepticité des sels de cuivre.

« Si le cuivre et ses composés possèdent réellement l'action préventive qui leur a été attribuée, ils ne peuvent exercer cette action que sur le contage typhoïque ou cholérique. Dans le cas où l'on admettrait que l'élément contagieux est constitué par des vibrioniens, comme il est facile de s'assurer expérimentalement du pouvoir microbicide des composés cupriques, on peut se faire une idée du pouvoir prophylactique du cuivre contre le choléra.

« Dans ce but, j'ai préparé des solutions aqueuses de sulfate de cuivre dans la proportion de 1 pour 100, de 5 pour 1.000, de 1 pour 1.000 et 1 pour 10.000.

« *Une première série d'expériences* consiste dans le mélange de liquides de macérations végétales et animales avec chacune des

solutions susdites. Les solutions à 1 pour 100 n'ont pas empêché le développement d'un certain nombre de spores de mucédinées, mais elles ont arrêté celui des vibrioniens. Quant à ces derniers, leur prolifération est à peine entravée par les solutions de sulfate de cuivre à 1 pour 1.000.

« *Une deuxième série* comprend des expériences où des morceaux de viande de bœuf fraîche sont plongés dans les solutions titrées. Le développement des vibrioniens, empêché par les solutions au 100e, ne l'est pas par les solutions au 1.000e.

« *Une troisième série* se compose d'expériences où l'on a produit la bactériémie chez les cobayes par le procédé de Davaine. Une moitié de ces animaux, ainsi rendus bactériémiques, a été traitée en même temps par des injections hypodermiques de sulfate de cuivre à doses convenables déterminées à l'avance. Tous les cobayes sont morts avec des microbes dans le sang, aussi bien ceux qui avaient reçu du cuivre que ceux qui n'en avaient pas reçu. La mort est arrivée au bout de vingt-deux à quarante-six heures. Chez une femelle pleine, on a trouvé des granulations bactériennes nombreuses dans le liquide amniotique.

« Quatre chiens, mis en expérience dans les mêmes conditions que les cobayes, n'ont rien présenté de notable. Il en a été de même pour dix grenouilles; ce dernier fait est intéressant, car chaque grenouille avait reçu sous la peau la même quantité de sang septique que le cobaye.

« On est forcé de conclure, en présence de pareils résultats, que, si le sultate de cuivre est capable d'agir sur l'élément contagieux du choléra, son action ne s'exerce pas sur des vibrioniens ou des germes microbiques. (*Extrait de la Gazette Médicale du 22 septembre.*)

Séance du 25 septembre.

Réponse de M. Miquel.

La réponse de l'un des principaux intéressés ne s'est point fait attendre. Dans la séance suivante de l'Académie, M. le professeur Bouley lisait, au nom de M. Miquel, un travail intitulé, *De l'asepticité des sels de cuivre*, où il était dit :

« Le sulfate de cuivre occupe un rang très élevé parmi les composés doués du pouvoir de prévenir et de suspendre la putréfaction des substances d'origine animale. C'est avec juste raison qu'il a été préconisé par les Conseils d'hygiène pour arrêter la pullula-

tion des bactéries. Si on le compare, à cet égard, aux combinaisons sulfatées de la plupart des métaux, on le trouve presque toujours à leur tête. C'est ainsi que le sulfate de cuivre est deux et trois fois plus antiseptique que les sels de plomb, d'uranium, de thallium, de nickel, de zinc, d'aluminium, de cobalt, de manganèse, etc. Cependant, il doit céder le pas aux composés solubles du platine, de l'or, de l'argent et du mercure.

« Le sulfate de cuivre possède une action antiseptique un peu supérieure à celle des acides salicylique et benzoïque; mais il est deux fois plus désinfectant que l'acide thymique, trois fois plus que l'acide phénique, cinq fois plus que les aluns, le tannin, l'acide arsénieux, enfin six fois plus que l'hydrate de chloral et les sels de protoxyde de fer. Si, laissant les combinaisons oxygénées du cuivre, on considère l'un de ses composés haloïdes solubles, comme le chlorure cuprique, le pouvoir antiseptique de la nouvelle combinaison se trouve accru d'un tiers à un demi, et le chlorure de cuivre se montre cinq fois plus désinfectant que l'acide phénique, etc.

« Quant à juger de la bonté d'un antiseptique à l'égard des bactéries par son indifférence à s'opposer au développement d'un mycélium de moisissure vulgaire, c'est méconnaître ce fait général, que toutes les substances antiputrides de nature minérale, y compris le chlore, le brome, l'iode, le mercure, l'or, le fer, le zinc, le cadmium, l'aluminium, n'étendent leur action destructive sur les mucédinées qu'à des doses cinq, dix et même vingt fois supérieures à celles qui frappent de mort les microbes adultes de l'ordre des bactéries : le cuivre ne fait pas exception à la règle.

« En terminant, j'ajouterai, pour conclure, que : répudier de la médecine, de la chirurgie et de l'hygiène, les combinaisons cupriques, c'est, à mon sens, se priver gratuitement d'auxiliaires puissants, ayant sur beaucoup d'autres composés l'avantage d'être d'un prix commercial des plus faibles et d'un maniement facile. »

(*Extrait des Comptes rendus de l'Académie.*)

M. Bochefontaine, qui est Breton ou digne de l'être, et qui, de plus, ne craint pas les redites, nous en fournirons tout à l'heure de nouveaux exemples caractéristiques, ne se tint pas, bien entendu, pour battu, et l'Académie de médecine, puis la Société de biologie eurent à subir une réédition de ses premiers arguments. A cette prétention de réformer, en leurs conclusions, les expériences de Montsouris et de l'École normale, M. Miquel riposta par une lettre, adressée le 26 janvier au président de la Société de biologie, annonçant une réponse plus topique encore.

Pendant ce temps, M. Chamberland ne restait point non plus inactif. Dès le mois d'avril, le collaborateur de M. Pasteur s'était rendu à la Clinique d'accouchements et il y avait suggéré à M. Charpentier, qui remplaçait alors M. Depaul, l'idée d'expérimenter le sulfate de cuivre contre l'infection puerpérale. Quoique le service de la Clinique fût déjà en possession d'un antiseptique puissant, le sublimé corrosif, cette idée sourit à M. Charpentier, à cause des inconvénients bien connus inhérents à l'emploi des sels de mercure et de la difficulté de les faire accepter dans la pratique privée, et, à partir de ce moment, le sulfate de cuivre remplaça le sublimé dans les injections et les lavages précédemment adoptés comme mesure générale contre les accidents puerpéraux.

Ces expériences, qui ont duré trois mois environ et porté sur 212 accouchées, M. le docteur J. Marry en a fait l'objet d'une thèse inaugurale présentée et soutenue le 30 janvier, et voici ce que son maître en a lui-même dit à l'Académie.

Séance du 4 mars.

Réponse de M. Charpentier.

« Pendant le mois d'août, l'essai fut limité à deux salles de la Clinique qui ne contiennent que 10 lits. A la fin d'août, le procédé fut généralisé à tout le service et il fut appliqué d'une façon rigoureuse en septembre et octobre. La solution employée a été la solution de sulfate de cuivre au 100e, à la température de 36 à 38 degrés. Elle a été utilisée de la façon suivante :

« 1° *Pendant la grossesse.* — Toutes les femmes du dortoir de la Clinique (femmes enceintes) qui présentaient de la leucorrhée faisaient de une à deux injections vaginales par jour.

« Pas un des enfants dont ces femmes ont accouché n'a présenté d'ophthalmie.

« Tout élève appelé à examiner ces femmes trempait ses mains dans la solution au 100e de sulfate de cuivre.

« 2° *Pendant le travail.* — Tout élève ou sage-femme appelé à diriger l'accouchement devait, après un lavage préalable des mains au savon et nettoyage avec la brosse à ongles, tremper ses mains dans la solution au 100e. Quand le travail se prolongeait, on pratiquait une injection de la solution cuprique toutes les deux ou trois heures. A plus forte raison en était-il de même dans les cas de rupture prématurée des membranes.

« Toute intervention manuelle ou instrumentale a toujours été précédée d'une injection vaginale.

« 3° *Pendant la délivrance.* — Si la délivrance était naturelle, on se bornait aux soins ordinaires et à une injection vaginale.

« Dans un cas d'hémorragie abondante, survenue avec la délivrance et provenant du col, une injection et l'application d'un tampon d'ouate, imbibé de la solution cuprique, ont suffi à arrêter l'hémorragie.

« 4° *Pendant les suites de couches.* — Si les suites de couches étaient régulières, l'injection vaginale après la délivrance et des lavages vulvaires faits au minimum quatre fois dans les vingt-quatre heures étaient seuls pratiqués.

« S'il survenait le moindre signe d'infection, des injections vaginales, puis utérines étaient faites jusqu'à disparition des symptômes alarmants.

« Telle est la pratique suivie, et voici les résultats statistiques.

« Du 1er janvier au 15 juin 1883, il y avait eu à la Clinique 12 morts par septicémie sur 397 accouchements.

« Du 15 juin au 1er juillet, plus de mortalité, mais continuation de la morbidité avec formes atténuées : phlébites légères, etc.

« Du 14 juillet au 1er août, 3 femmes succombent coup sur coup : la première a été apportée du dehors en plein état de septicémie.

« Dans le mois d'août, avec l'application rigoureuse de la solution cuprique, suppression absolue de la mortalité jusqu'au 31 octobre, époque à laquelle le service passa entre les mains de M. Pinard ; 212 accouchements, pas de morts, quelques accidents légers et rares cédant à un ou deux jours de traitement.

« Employée, soit sous forme d'injection vaginale, soit sous forme d'injection utérine, la solution de sulfate de cuivre au 100e n'a jamais déterminé aucune douleur immédiate ou consécutive, même quand il existait des plaies vulvaires ou vaginales ou des surfaces dénudées d'épithélium. La seule sensation éprouvée par les malades était une sensation de fraîcheur persistant quelque temps après.

« Jamais nous n'avons constaté d'irritation, de rougeur, d'érythème, d'éruption même après l'emploi réitéré de la solution. »

Suivait l'exposé succinct d'expériences montrant que des solutions diverses de sulfate de cuivre, en présence d'un morceau de placenta, en ont empêché la putréfaction, celle à 1/100e pendant cinq jours, celle à 1/500e pendant treize, et que dans celles à 1/250e, à 1/100e et à 1/50e, il n'y a jamais eu trace d'organismes vivants, quoique les bocaux qui les contenaient fussent restés ouverts dans la salle d'autopsies.

En résumé, M. Charpentier, concluant comme avait déjà conclu le docteur J. Marry dans sa thèse, disait :

« 1° Le sulfate de cuivre, employé en solution au 100e, est un antiseptique de premier ordre, et qui peut rendre en obstétrique des services signalés.

« 2° Absolument inoffensif pour les malades, d'un prix très modéré, d'un maniement facile, il joint aux avantages d'être un antiseptique très puissant, ceux d'être un désinfectant, pour ainsi dire, instantané.

« 3° Qu'il soit employé sous forme d'injection vaginale ou d'injection intra-utérine, son innocuité est absolue.

« 4° Le sulfate de cuivre jouit des propriétés astringentes et coagulantes telles qu'il pourra peut-être un jour être substitué, comme hémostatique, au perchlorure de fer sur lequel il a l'avantage de ne pas salir les plaies.

« 5° La solution à employer doit être la solution au 100e chauffée à une température de 36 ou 38 degrés.

« 6° L'usage de la solution peut être continué pendant les huit ou dix premiers jours, à plusieurs reprises dans les vingt-quatre heures, sans que cela détermine chez les malades autre chose que l'abaissement de la température, la diminution de la fréquence du pouls, c'est-à-dire une amélioration rapide et incontestable.

« 7° Les chirurgiens ont tout intérêt à employer cet antiseptique qui, dans un certain nombre de circonstances, et en particulier dans les cas de thrombus volumineux de la vulve, nous a permis d'obtenir la guérison et la réparation du foyer sans une goutte de pus. Dans un cas d'abcès fétide de la cloison uréthro-vaginale il a supprimé à la fois, du jour au lendemain, la fétidité et les symptômes généraux résultant de l'infection putride, alors que les solutions phéniquées avaient échoué. » (*Extrait des Comptes rendus publiés par la Gazette médicale.*)

La campagne contre l'antisepticité du cuivre était loin, on le voit, d'avoir porté les fruits qu'en attendaient ses auteurs. Alors, que faire? Se résigner! MM. Vulpian et Bochefontaine y songeaient peut-être quand, soudain, un jeune élève en médecine, M. Ygouf, leur apporta ce secours inespéré.

M. Ygouf avait été passer ses vacances à Villedieu, dont l'industrie locale est, on le sait, surtout la chaudronnerie. La question du cuivre étant alors à l'ordre du jour, l'étudiant s'était mis à faire quelques recherches sur la façon dont les différentes épidémies s'étaient comportées chez les *sourdins*, — c'est ainsi que l'on désigne à Villedieu les ouvriers chaudronniers, — et il avait appris que la variole et la fièvre typhoïde avaient fait parmi eux nombre de victimes. De plus, M. Ygouf s'était laissé dire que des *sourdins* avaient même payé leur tribut au choléra, en 1849, et que l'un d'eux était mort du charbon en 1856. Cette trouvaille le remplit d'aise et, sans en demander davantage, sans s'informer ni de la réalité des faits, ni des circonstances au milieu desquelles s'étaient produits ceux qui étaient avérés, il s'empressa de porter la bonne nouvelle à Paris.

On aura la mesure de la satisfaction qu'elle dut y causer par l'empressement que les intéressés mirent à la propager. Dès le 13 novembre, en effet, sans plus ample informé, M. Vulpian, qui craignait sans doute que l'Académie de médecine, qui avait refusé de nous entendre sur des recherches d'une bien autre importance, ne comprît qu'elle se devait à elle-même de renvoyer aussi à la Commission la pseudo-enquête de M. Ygouf, se chargeait de porter lui-même à la tribune cette dernière et n'en épargnait à ses honorables collègues aucun détail.

Singulièrement mis en défiance par cette assertion que le choléra lui-même n'avait point épargné les chaudronniers de Villedieu en 1849, assertion dont les déclarations si formelles de M. Lepelletier et d'autres avaient démontré par anticipation l'inexactitude absolue, nous faisions aussitôt le nécessaire du côté de Villedieu, avec l'aide de MM. Tétrel, son maire actuel, et Boscher, pharmacien expert de la ville et membre du Conseil d'hygiène de l'arrondissement d'Avranches, pour que la vérité s'y fît jour, et, en attendant, nous nous expliquions, le 18 novembre, devant la Société de biologie, au sujet de la note communiquée par M. Vulpian, ainsi qu'on le verra plus loin.

L'enquête de Villedieu une fois menée à bonne fin, voici la réponse que M. le professeur Bouley faisait en notre nom à son éminent collègue.

Académie des sciences. — Séance du 3 décembre.

Du cuivre contre les maladies infectieuses, par le docteur V. Burq.

« Des dénégations ont été opposées dans ces derniers temps à l'opinion que j'ai soutenue, en m'appuyant sur de nombreuses statistiques, que le cuivre possède des propriétés prophylactiques certaines contre un certain nombre de maladies infectieuses. A ces dénégations je demande la permission de répondre devant l'Académie par les résultats des nouvelles recherches auxquelles je viens de me livrer. »

Suivait un résumé de l'enquête que nous avions faite, à Bornel et à Paris, sur les ouvriers en métal blanc et sur les ouvriers en cuivre, en bronze et en laiton, ainsi que des enquêtes postérieures aux épidémies de fièvre typhoïde de 1876-1877 et 1882-1883. Puis nous disions :

« J'ai affirmé, d'après les renseignements officiels que j'avais recueillis en 1853 sur les chaudronniers de Villedieu, que ces ouvriers avaient été préservés du choléra en 1832 et en 1849. J'ai produit, dans son temps, la lettre du maire de cette ville attestant que, à ces deux dates, *aucun cas de choléra* ne s'était manifesté parmi les trois cent cinquante ouvriers employés à l'industrie locale du cuivre.

« D'après une note communiquée à l'Académie de médecine, le 13 novembre dernier, par M. Vulpian, il n'en serait rien et, dans ces derniers temps, la fièvre typhoïde et la variole auraient sévi sur les chaudronniers de Villedieu comme sur les autres habitants, si ce n'est plus.

« En ce qui concerne la fièvre typhoïde, il résulte déjà des premiers renseignements fournis par le maire actuel, que cette maladie s'est surtout attaquée aux habitants des maisons denses en population, rapprochées de canaux et de bouches d'égout, et où, par conséquent, les conditions principales de mauvaise hygiène se trouvent réunies pour que l'immunité professionnelle des ouvriers en cuivre soit surmontée comme à Bornel.

« L'influence des poussières dans tous les divers ateliers où se manipulent les vieux cuivres est affirmée inoffensive par tous les chefs d'industrie.

« En résumé, mes dernières enquêtes ont achevé de m'autoriser à formuler cette conclusion, savoir :

« Que l'immunité cuprique professionnelle est certaine pour le choléra et probable pour d'autres maladies infectieuses, notamment la fièvre typhoïde.

« L'espérance est donc autorisée que la médication cuprique peut fournir des ressources pour le traitement prophylactique et curatif de ces maladies. Quant aux meilleurs voies et moyens, surtout pour la prophylaxie, l'expérience n'a point encore prononcé, et je ne saurais trop redire que, sur ce point aussi bien que sur d'autres questions relativement à l'immunité cuprique professionnelle, de nouvelles études sont nécessaires. » (*Extrait des Comptes rendus de l'Académie des sciences*, p. 314 et suiv.)

A peine notre note avait-elle paru dans les *Comptes rendus de l'Académie*, que M. Vulpian y ripostait (séance du 10 décembre), toujours sous le couvert de son chef de laboratoire, par une nouvelle communication qui n'était que le duplicata de celle faite, le 14 septembre, à l'Académie de médecine.

Voici, du reste, le résumé qu'en a donné la *Gazette médicale de Paris* dans le n° 52, p. 627-628 :

Séance du 17 décembre. — M. VULPIAN.

Choléra, variole, fièvre typhoïde et charbon chez les cuivriers de Villedieu.

« La note de M. V. Burq, insérée aux *comptes rendus* (séance du 3 décembre), m'a donné lieu de croire que l'Académie accueillerait d'autres documents dus à l'initiative de M. A. Ygouf qui les a recueillis à Villedieu même, où il possède une partie de sa famille.

« Dans la plupart des rues de Villedieu, on sent manifestement le cuivre et certains ruisseaux exhalent une forte odeur cuivrée. Le plus grand nombre des habitants font usage d'ustensiles provenant de l'industrie de leur localité : cuillers, fourchettes, assiettes, poêles, chaudrons, robinets et autres objets sont en cuivre.

« Des individus aux cheveux verts, ou dont la peau présente des taches vertes, se rencontrent fréquemment dans la ville.

« Chez les fondeurs en cuivre, on constate souvent des envies de vomir, des coliques et même de la diarrhée. Lorsque les fondeurs renoncent à leur travail habituel, ils cessent d'avoir la *colique de cuivre*.

« En un mot, les habitants de Villedieu (dont le nombre n'atteint pas 4,000), et particulièrement les ouvriers en cuivre, sont saturés de cuivre autant qu'il est possible de l'être dans l'état normal. Si donc ce métal confère une immunité contre la contagion des maladies microbiques ou zymotiques, les « cuivriers » seront à l'abri de ces affections.

« Cependant, il y a eu à Villedieu, en 1849, *neuf cas de mort par le choléra*, observés en partie chez des ouvriers en cuivre ou dans leurs familles. La personne instruite, très honorable, qui a consigné ces décès, est convaincue de la réalité de l'action prophylactique du cuivre : il n'est donc pas possible d'attribuer sa statistique à une opinion préconçue contre cette hypothèse. Si la population de Villedieu était aussi considérable que celle de Paris, toutes choses étant égales d'ailleurs, la mortalité par le choléra serait de 5,700.

« La variole et la fièvre typhoïde atteignent les ouvriers de l'industrie cuivrière comme les autres habitants. Quant au charbon, il en existe un cas mortel observé en 1865, chez un chaudronnier habituellement aussi imprégné de cuivre qu'il est possible de l'être à Villedieu. Il est donc bien certain que l'évolution de la bactéridie charbonneuse n'est pas arrêtée par le cuivre. »

Pendant que M. Vulpian usait si largement de la liberté qu'il a de se faire entendre *urbi et orbi*, M. Bochefontaine parvenait, de son côté, à forcer la porte de l'Académie de médecine et dédommageait la Compagnie de cette faveur par l'exhibition de toute une batterie de cuisine, *cuillers, fourchettes, écumoires, plats, etc. en cuivre*, et il parlait même de certains vases nocturnes du même métal pour lui démontrer quoi? *risum tencatis*, comment tous les habitants de Villedieu indistinctement, déjà imprégnés de ce métal par l'air des rues, achèvent de s'en *saturer autant qu'il est possible !* Et l'Académie de l'écouter avec complaisance, tandis qu'elle continuait à faire subir à nos propres communications le même sort, nous voulons dire à les accueillir toujours avec ce même refrain : « *Renvoyée à la commission déjà nommée.* »

Mais ce n'est pas tout.

Dans la séance du 22 janvier il se passait ce fait inouï que nous ne saurions nous dispenser de signaler à qui de droit, parce qu'il permet dès à présent de pressentir le degré d'impartialité que l'Académie apportera dans son verdict sur la question de la préservation cuprique, quand viendra le rapport de la commission.

Le 20 janvier, nous adressions à l'Académie le dossier de l'enquête de Villedieu et, pour répondre à ceux qui s'étaient empressés de prendre prétexte du cas de l'infortuné Thuillier « *mort du choléra quoiqu'il se fût cuivré à fond* », et empêcher qu'il ne fût ajouté une injustice de plus à celle du sort, nous y joignions :

1° Une lettre de M. Nocard, qui précisait le mode de préservation auquel s'était soumis son compagnon ;

2° Des commentaires et des applications qui faisaient justice des conséquences qu'on avait prétendu tirer de sa mort.

Dans sa lettre, M. Nocard disait : « Dès le 15 juillet environ, Thuillier s'est mis à prendre du cuivre, sous forme de solution d'abord, bientôt sous forme de pilules de bioxyde, je crois. Il a commencé par la dose quotidienne de 2 centigr. qu'il a augmentée graduellement jusqu'à celle de 15 centigr., à laquelle il était arrivé dès le commencement d'août et qu'il a continuée jusqu'à sa mort (survenue le 19 août). »

Total donc de la dose de bioxyde prise par Thuillier, pendant 65 jours, environ 5 gr. 20 centigr., à supposer que la dose moyenne ait été de 0,08 centigr. par jour.

« Jamais il n'a cessé ce traitement; il n'a jamais employé les armatures métalliques.

« Il ne s'est jamais plaint d'aucun trouble attribuable à la médication ; au contraire, il se sentait plus d'appétit et, ordinairement constipé, il allait plus aisément à la garde-robe.

« Quant à moi, je me suis mis à la même médication dans les premiers jours d'août; mais j'avoue que je la suivais moins exactement; longtemps je n'ai pris, chaque jour, qu'une seule pilule (de bioxyde) de 5 centigrammes, puis je suis allé jusqu'à deux pilules, mais pendant peu de jours. Je n'ai pas non plus fait usage d'armatures métalliques, et j'avoue que j'ai absolument renoncé à toute drogue à compter de la mort de mon pauvre ami.

« Je n'ai ressenti aucun trouble de cette médication ; mais, je ne serais pas surpris qu'elle fût la cause de l'amaigrissement considérable que j'ai éprouvé pendant notre voyage.

« Veuillez agréer, etc.

« Ed. Nocard.

« Alfort, le 7 novembre 1883. »

Dans les commentaires nous disions, en substance : qu'il était peu probable que la dose de 5 à 6 grammes en tout d'une préparation insoluble *seule, répartie sur deux mois passés,* et dont il ne restait peut-être même pas 1/2 gramme dans le corps de Thuillier au moment de sa mort, fût suffisante pour procurer toute l'imprégnation cuprique voulue, à raison surtout des circonstances toutes spéciales de milieu, d'hygiène, etc., au sein desquelles s'était trouvée transportée brusquement en Égypte la mission française; mais, qu'à supposer que Thuillier eût fait tout le nécessaire pour se conférer l'immunité cholérique par le cuivre, *si cette immunité n'est point un rêve,* il serait tout aussi peu légitime de tirer d'un fait isolé des conclusions négatives que d'inférer que les découvertes de Jenner et de M. Pasteur n'ont aucune valeur, par ce que nombre de sujets bien et dûment vaccinés contractent encore la variole et le charbon ; qu'il était, en tous cas, à retenir que, bien loin d'être nuisible à Thuillier, le bioxyde de cuivre, que nous avions conseillé, avait plutôt paru favorable à sa santé.

Lettre, d'une part, commentaires et explications, d'autre part, étaient surtout destinés à édifier la commission sur la valeur de l'argument Thuillier que l'on continue à nous jeter à la face, et il ne nous était point venu un seul instant à la pensée que l'Académie si, d'aventure, elle jugeait à propos de faire une fois exception à la mesure qu'elle avait prise contre nous, son bureau pût jamais prendre sur lui de communiquer l'une et de se taire sur le reste. Cependant, dans la séance du 22, il en fut réellement ainsi, et le *Bulletin* qui suivit imprima la lettre de M. Nocard sans en omettre un mot, et rien autre.

Très ému du procédé, mais voulant croire qu'il n'y avait peut-être au fond qu'une omission qu'il nous suffirait de signaler à qui de droit pour la faire réparer, nous écrivîmes la lettre suivante.

A Monsieur le président de l'Académie de médecine.

« Paris, le 4 février 1884.

« Parmi les dernières pièces que j'ai eu l'honneur d'ajouter au dossier de la préservation cuprique, l'Académie, dérogeant à la décision qu'elle avait prise à l'égard de mes communications personnelles sur cette question, a fait un accueil tout spécial à la lettre de M. Nocard sur Thuillier. Cette lettre a eu non seulement les honneurs d'une lecture en séance publique, mais elle a été imprimée *in extenso* dans le *Bulletin*. Quant aux autres pièces qui offraient certainement bien plus d'intérêt, elles ont été renvoyées à la commission sans analyse, ni même mention de leur titre.

« Je ne me plaindrais point, monsieur le président, de cette dérogation si le bureau avait donné aussi lecture des explications que j'avais jointes à la lettre de M. Nocard à l'effet de rendre des plus innocentes l'arme fournie par moi-même ; mais elles ont été passées sous silence. J'ai donc l'honneur de demander à l'Académie de vouloir bien réparer cette omission dans son prochain *Bulletin*.

« Dans l'espérance qu'il sera fait droit à cette juste demande, je vous prie, monsieur le président, de vouloir bien agréer l'expression de mes sentiments les plus respectueux.

« Docteur V. Burq. »

Eh bien! qui le croirait? cette réclamation fut lettre morte ; le *Bulletin* continua à rester muet sur ce qui en faisait l'objet!

Certes, nous avons un grand respect pour l'Académie, nous l'avons prouvé de reste en la faisant toujours juge, la première, de tous nos travaux, malgré le perpétuel mutisme des commissions nommées pour en connaître et malgré que l'un des honorables membres de la Compagnie, agacé sans doute de voir que ce silence ne nous empêchait point de continuer à la cribler de notes et mémoires, eût fait à son bureau cette proposition draconienne, « de rayer notre nom de la correspondance » ! Mais nous ne saurions nous empêcher de nous écrier, surtout après tout ce que nous avons déjà fait connaître : Voilà sous quel régime est condamnée encore, *en France*, à vivre la démocratie scientifique ; voilà comment l'Académie de médecine comprend les droits des travailleurs qui n'ont point l'honneur d'être des siens ; voilà de quelle façon est appliqué par son *Bulletin* l'exercice de ce droit incontestable et qui, d'ailleurs, comme nous l'avons déjà dit, est si formellement inscrit dans la loi, le *droit de réponse !*

Heureusement que le libéralisme scientifique a maintenant à Paris des représentants parmi les hommes les plus autorisés et que nous y possédons, entre autres institutions tutélaires, cette Société si vaillante, la Société de biologie, qui ne cesse d'enrichir la science par des travaux aussi féconds que multiples, et où la toque n'est point de rigueur pour qu'un travailleur puisse toujours s'y faire entendre et même être admis à l'honneur de discuter avec des juges tels que Paul Bert, H. Bouley, Berthelot, Marey, Régnault, Brown-Séquard, Grimaux, Mathias Duval, etc., etc., qui, eux, ne dédaignent point, comme MM. Vulpian, Robin et Charcot, depuis qu'ils ont un siège à l'Institut, de venir s'asseoir sur ses humbles bancs, estimant sans doute qu'ils ne sauraient trouver ailleurs le même air vivifiant qu'on y respire.

Reportons donc nos regards de ce côté et voyons quels sont les arguments qui ont été produits à cette tribune et les réponses que nous y avons faites.

Société de biologie. — Séance du 17 novembre.

Contribution à l'étude de l'action antiseptique du cuivre, par le docteur V. Burq.

« Dans la séance de l'Académie de médecine du 14 septembre, M. Bochefontaine avait exposé les résultats d'expériences faites dans le laboratoire de M. le professeur Vulpian qui ne tendaient rien moins qu'à dénier au cuivre la puissance antiseptique que lui avaient attribuée MM. Miquel, Chamberlan et Capitan, chacun de leur côté. La Société de biologie sait la réponse qui fut faite par M. Miquel, dès la séance suivante, par la bouche de M. le professeur Bouley. Nous y renvoyons.

« M. Bochefontaine est revenu à la charge, sous une autre forme. Dans la dernière séance de l'Académie (le 13 novembre), M. le professeur Vulpian a lu en son nom une nouvelle note d'après laquelle les chaudronniers de Villedieu, loin de jouir de la moindre immunité, auraient été frappés, comme les autres habitants de cette localité, si ce n'est pis, par les différentes maladies épidémiques.

« C'est sur des recherches faites sur les lieux par un élève en médecine, M. Ygouf, que cette note est basée. Nous n'avons pas à nous expliquer ici sur l'esprit qui a présidé à ces recherches et à leur interprétation. Dès les premières lignes de la note, cet esprit y saute aux yeux. Mais déjà nous protestons énergiquement contre l'assimilation qui y est faite, sous le rapport de l'imprégnation cuprique, non seulement entre les ouvriers chaudronniers et leurs femmes et leurs enfants, mais aussi entre les autres habitants de la ville, sous le prétexte que, dès qu'on y pénètre, on sent, en quelque sorte, le cuivre à plein nez. Les poussières de la chaudronnerie, la *calamine,* comme on dit dans cette industrie, n'a pas la moindre odeur et ne voyage point, de sorte que ceux-là seulement qui martèlent le cuivre en planche pour lui donner la forme voulue, et les aides qui vivent à leurs côtés, ont droit à la préservation, si préservation il y a, pourvu encore, nous l'avons dit, que dans le même atelier il n'y ait point de chaudronniers en fer qui travaillent côte à côte des autres, mêlant des poussières de ce métal à celles du cuivre.

« Sur la question si oui ou non les ouvriers de Villedieu ont été aussi indemnes de la fièvre et de la variole que les chaudronniers de Paris, nous ne savons rien, *quant à présent;* mais sur celle de leur immunité cholérique, nous possédons depuis trente ans, et nous avons publié en bon temps ce document.

« *Mairie de Villedieu*, le 15 octobre 1852 : « L'industrie locale de « Villedieu est la fonte et la manipulation du cuivre. 350 indivi- « dus au moins travaillent ce métal. *Pas un seul n'a été atteint du* « *choléra, ni en* 1832 *ni en* 1849. — Lepelletier, maire. »

« Nous rappellerons également qu'un correspondant du *Gaulois*, qui signe E. D. et paraît bien au courant des choses, écrivait dans ce journal, le 27 juillet dernier :

« Je puis vous attester personnellement qu'à Villedieu il n'y a « jamais eu de choléra. Cette immunité n'aurait rien d'extraordi- « naire si on ne l'avait pas constatée pendant diverses épidémies où « toutes les villes environnantes, Avranches, Vire, Granville, Cou- « tances, et tous les pays d'alentour payaient leur tribut au fléau.

« Je me rappelle même qu'à la dernière épidémie, deux savants, « dont M. Valenciennes, je crois, délégués, l'un par l'Académie « des sciences, et l'autre par l'Académie de médecine, vinrent à « Villedieu pour faire une sorte d'enquête. — E. D... »

« *Ab uno disce omnes*, dirons-nous, en attendant que nous viennent de Villedieu les renseignements circonstanciés que nous avons demandés à l'autorité compétente. Ces renseignements, nous les ferons connaître, dès que nous les aurons reçus, avec la même sincérité scrupuleuse que nous avons toujours apportée dans nos recherches et que jamais personne ne nous dénia. Si Villedieu ne nous procure point des surprises de la nature de celles qui nous sont venues de Bornel ou que nous avons recueillies nous-même dans la succursale que cette usine possède à Paris, faubourg du Temple, 92, nous pourrons bien être troublé et éprouver quelque embarras à concilier ce fait négatif avec tant d'autres faits positifs relevés dans l'industrie parisienne, mais nous nous inclinerons. Seulement, qu'il nous soit permis d'ores et déjà de renouveler nos réserves, et de faire bien observer, encore une fois, que la préservation cuprique de la fièvre typhoïde, comme de la variole, comme de la diphtérie, etc., n'a rien autre de commun avec celle du choléra que l'agent qui les relie toutes, le cuivre ; et que, tandis que celle-ci est résolue et assise désormais sur le roc, les autres sont encore à l'étude. » (*Extrait du Compte rendu de la Gazette des Hôpitaux du 20 novembre.*)

Séance du 5 janvier. — M. Bochefontaine.

Le 5 janvier, M. Bochefontaine nous répondait par une répétition de ses dires antérieurs devant l'Académie de médecine et l'Académie des sciences, et il y ajoutait ceci :

« La moyenne de la mortalité à Villedieu est de 90 décès. Ces derniers se sont élevés à 110 en 1870 et à 208 en 1871. » — Ces chiffres sont à retenir, on verra tout à l'heure pourquoi.

« En 1882, la fièvre typhoïde élève le nombre des morts à 118. » Parmi ces derniers, combien y eut-il de *sourdins*? Inutile de le préciser, puisque tous les habitants de Villedieu indistinctement « *sont saturés de cuivre autant qu'il est possible* ».

« Chaque année on constate un nombre assez considérable de cas de scarlatine et de rougeole chez les enfants de Villedieu », — cuivrés aussi au maximum déjà dans le ventre de leur mère, cela va de soi, — « et tous les ans la diphtérie y fait une ou deux victimes. »

Suivait une allégation typique relativement aux ciseleurs en bronzes, dont nous parlerons à sa place.

Très heureux que M. Bochefontaine eût saisi de la question des juges qui, eux du moins, ne nous fermeraient point la bouche, nous l'avisions de suite que nous lui répondrions dans la séance suivante et nous l'invitions à s'y trouver afin de mettre un terme, par un débat contradictoire, à cette situation plus qu'anormale d'un adversaire parlant toujours tout seul.

Nous nous rendons donc le 12 janvier à la Société de biologie, armé de toutes les pièces nécessaires, mais de M. Bochefontaine point. Croyant à un empêchement, nous faisons reporter notre inscription à l'ordre du jour de la séance suivante, et nous écrivons itérativement au préparateur de M. le professeur Vulpian pour l'en informer. Notre deuxième missive n'a pas plus de succès que la première, et, à la séance du 19, M. Bochefontaine se dérobe encore. En revanche, lorsque nous ne sommes plus à la tribune pour lui répondre, notre adversaire s'en donne à cœur joie.

Séances du 16 février et du 5 avril. — M. Bochefontaine.

Par deux fois, en février et avril, M. Bochefontaine vient répéter la même antienne, nous voulons dire rééditer les mêmes inexactitudes ou les mêmes portions de vérité seulement, les mêmes puérilités ; il renouvelle l'exhibition de la batterie de cuisine rapportée de Villedieu par MM. Ygouf père et fils, et à la séance du 16 février il amène ces deux derniers pour témoigner de l'achat d'icelle; il corse ses dires antérieurs par des affirmations nouvelles qui seront examinées à part, et il y ajoute, tant en son nom qu'au nom de M. A. Ygouf, auquel il fait honneur d'une grande part dans son œuvre, des racontars de la nature de ceux-ci :

« Deux tantes de M. A. Ygouf, mortes de la variole à Villedieu, lors de l'épidémie de 1870-1871, ont toute leur vie fait usage d'ustensiles en cuivre, cuillers, plats, assiettes, etc. », et de ces ustensiles M. Bochefontaine donne le prix, factures d'achat en main.

« Antérieurement, M. Boscher lui-même avait été frappé par la variole.

« Le patron chaudronnier dont j'ai parlé, s'était passé la fantaisie de se faire un chapeau et des sabots en cuivre.

« La mère d'un docteur de Villedieu mourut avec les symptômes d'un empoisonnement aigu pour avoir eu l'idée de goûter avec le gratin adhérent au fond d'une poêle en cuivre où elle avait fait cuire des confitures (1). » Et, après avoir donné ici le frisson à ceux qui croient à la légende du cuivre, après avoir fait mourir une femme d'un âge mûr pour une simple lampée de confitures cuivrées, M. Bochefontaine, craignant sans doute d'être entendu par son collègue M. Galippe, qui, on le sait, veille aussi à la défense du cuivre, nous donnait sur sa personne ce renseignement intéressant au premier chef, « que, dans sa jeunesse, il a mangé bien souvent avec une cuiller en cuivre de la bouillie de sarrasin, cuite dans un chaudron en cuivre; que cuiller et chaudron provenaient de Villedieu et n'avaient jamais été étamés »; puis il articulait encore au nom de M. A. Ygouf, peu rassuré non plus à l'endroit de la cuprophilie du docteur Galippe, ce correctif, qui cadrait si mal avec la triste aventure rapportée de Villedieu : « Il convient de remarquer que l'habitude de cuire des confitures de groseilles dans les poêles ou bassines de cuivre est très répandue dans le département de la Manche, comme ailleurs, et que l'on n'a jamais noté, que je sache, un cas d'intoxication par les confitures. Du reste, dans le cas de mort de la mère du médecin de Villedieu, il n'y eut ni autopsie ni analyse chimique. »

(1) La narration de cet empoisonnement sera appréciée à sa juste valeur, si nous disons que, lui ayant demandé des renseignements à ce sujet, M. Boscher nous a répondu : « Il s'agit sans doute de la mère de notre sympathique docteur L... Questionné à ce sujet, il m'a dit n'en rien savoir. — *Villedieu, le 9 mai.* »

De plus, pour achever de désarmer le collègue de son chef, M. Ygouf disait encore à l'encontre de ce dernier : « Avant d'aller plus loin, il faut remarquer que l'odeur cuivreuse (que l'on respire à Villedieu), que cet emploi journalier de nombreux ustensiles en cuivre, n'ont aucune action fâcheuse sur la santé des habitants (1). »

« *Après cette démonstration irréfutable* », — c'est ainsi que M. Bochefontaine qualifie l'exhibition de la batterie de cuisine venue de Villedieu, les histoires que nous venons de rapporter, une légende sur les tabliers rouges de cuivre des *sourdins*, une longue énumération de tous les différents objets en cuivre qui se fabriquent à Villedieu jusqu'à concurrence d'une valeur de deux millions de francs, etc., etc., — après ces affirmations gratuites « que le sulfate de cuivre est peu absorbable, que son action prophylactique est absolument imaginaire, etc. », notre contradicteur, qui se rappelait sans doute certain procédé bien connu pour donner le change, de s'écrier peu courtoisement : « Cette constatation bien établie, je n'aurai plus à discuter des citations *dénaturées*, des statistiques *fantaisistes*, toujours réfutées et que l'on remet quand même en avant pour la défense d'une *vue puérile* de l'esprit » ; et de conclure : « Quoi qu'il en soit, on doit retenir les troubles gastro-intestinaux produits par le cuivre chez les cuivriers, d'autant plus que l'expérimentation détermine chez les animaux des phénomènes du même ordre. Par conséquent, lorsque le médecin se trouvera en présence de maladies telles que le choléra ou la fièvre typhoïde dans lesquelles l'appareil digestif peut être si gravement atteint, il devra se garder de prescrire des préparations cuivrées à titre de médication préventive comme curative.

« Cette pratique réservée est d'autant plus recommandable, que les maladies épidémiques, loin de s'arrêter devant la saturation et même l'intoxication cuivreuse des ouvriers en cuivre, semble sévir davantage parmi ces travailleurs. » (*Extraits des* Bulletins *du 22 février et du 11 avril.*)

Voyons maintenant ce que valent les arguments véritables qui émergent des différentes harangues de M. Bochefontaine.

(1) Les précautions oratoires de MM. Bochefontaine et Ygouf furent peine perdue. Dans la séance qui suivit celle du 11 avril, M. Galippe vint, en effet, établir « que dans toutes les confitures, il existe une certaine proportion de cuivre, — depuis 13 jusqu'à 27 milligrammes par kilogramme, — et que cependant leur ingestion ne donne lieu à aucun accident sérieux, ni même appréciable. » (V. *Bulletin de la Société de biologie* du 18 avril.)

Nous nous abstiendrons de parler sur les expériences contradictoires, relativement à l'action aseptique des sels de cuivre, qui ont été faites dans le laboratoire de M. Vulpian. Ici, de plus compétents que nous ont répondu, on l'a vu, et, si ce n'est point assez, on peut se fier à M. le docteur Miquel pour faire le nécessaire.

Nous ne répondrons pas non plus à cette allégation : « On sait que, d'après les statistiques relevées en Angleterre, le choléra a fait plus de ravages parmi les travailleurs du cuivre que parmi les autres ouvriers », parce que, non seulement nous n'avons pas eu la moindre velléité de retraverser la Manche pour aller nous assurer sur les lieux si, pour une fois, nos voisins s'étaient départis de cette partialité qui est de règle chez eux pour toute invention ou idée nouvelle qui n'a point vu le jour sur le sol de la vieille Angleterre, mais parce que le docteur Noé de Walker (de Londres) a déjà démontré par ses propres recherches que ces statistiques anti-cupriques ne valent probablement pas mieux que celles du docteur Honigdberger, de Calcutta, et qu'antérieurement, en l'année 1853, nous avions rapporté de *Sommerset-House* le document suivant, tiré de ceux que nous y avait communiqués le docteur Farr, qui était alors le chef du *Board of death* (Statistique des décès).

« Dans les districts manufacturiers où l'on travaille plus particulièrement les métaux, à Manchester, Birmingham, Sheffield, Anglesea et Swansea ; dans les centres où il existe des mines de cuivre en exploitation, comme à Kedruth, Saint-Columb, Saint-Austell et Penzance, la mortalité est presque toujours en raison inverse des quantités de métaux protecteurs, et souvent elle offre une telle différence en moins avec la mortalité des districts manufacturiers où les industries sur métaux sont en minorité (Londres, Liverpool, Leeds, Hull, par exemple), que les statisticiens anglais en ont été frappés.

« De toutes les professions, les plus respectées en 1854, à Londres comme à Paris, ont été celles qui s'exercent sur le cuivre ou ses alliages.

« Enfin, la mortalité cholérique des deux sexes, examinée comparativement en 1848 et 1849, donne, contrairement à ce que l'on pouvait attendre, une différence à l'avantage du sexe mâle. Cette différence est d'autant plus remarquable que, année commune, la moyenne de la mortalité des hommes est au contraire plus considérable que celle des femmes. »

Ce document fut publié, à notre retour de Londres, par M. Victor Meunier dans la Revue scientifique de la *Presse* du 22 novembre 1853. Il aurait dû figurer dans le chapitre Ier, mais nous venons seulement de le retrouver au milieu de cette montagne de pièces de toute sorte qui composent le dossier de la préservation cuprique.

Nous ne nous occuperons pas, *à cette place*, de ce dire de MM. Bochefontaine et Ygouf : « On sait encore que nos conclusions sont conformes à celles de MM. Bailly, Alex. Lamm, Houlès, de Pietra-Santa et de notre collègue M. Mégnin », parce que nous avons déjà réglé nos comptes avec les deux premiers et que, plus loin, les trois autres auteurs auront leur tour de réponse.

Nous passerons aussi sur des assertions en l'air comme celle-ci : « Je connais à Paris des fabricants de bronzes, qui, *soit dit en passant*, sont convaincus que le cuivre ne préserve d'aucune maladie »; et nous nous bornerons à répondre, ainsi que nous l'avons déjà fait devant la Société de biologie, aux arguments qui sont propres à M. Bochefontaine ou à M. A. Ygouf. Seulement, afin de donner dès à présent la mesure de la confiance qu'il faut ici faire à M. Bochefontaine, en particulier, nous débuterons par deux exemples typiques de sa haute fantaisie ou, si on le préfère, du zèle excessif qu'il a montré à obéir au mot d'ordre qui semble lui avoir été donné, et nous insisterons d'autant plus sur certains détails que c'est la meilleure réponse à faire aux hygiénistes qui seraient tentés d'incriminer à sa suite la profession dont il sera question dans le deuxième exemple.

Premier exemple. — Dans la séance du 16 février de la Société de biologie, M. Bochefontaine, parlant de Villedieu, disait : « L'Annuaire publié par l'Association normande dit que le choléra, avant 1849, c'est-à-dire en 1832 et 1834, a marqué son passage à Villedieu comme dans le reste du département de la Manche. »

Aussitôt que nous eûmes pris connaissance des termes de cette allégation dans le Bulletin du 22 février (p. 82), nous écrivîmes à M. Bochefontaine pour savoir dans quel volume de l'Annuaire il avait puisé sa citation. Notre lettre resta sans réponse, comme deux autres qui l'avaient précédée dans lesquelles nous invitions notre adversaire à un débat contradictoire devant la Société. Ce silence ne fit que redoubler nos soupçons sur l'authenticité du passage qui nous avait été opposé. Alors, après avoir vainement cherché chez différents libraires, MM. Thibaudin, Picard, etc., et demandé à Villedieu, puis à la bibliothèque de l'Institut le volume qui pouvait nous éclairer, nous dûmes recourir à la Bibliothèque nationale. Nous nous y sommes rendu plusieurs fois, nous avons compulsé les documents publiés depuis 1834 par l'Association normande, et voici le résultat édifiant de nos recherches.

Les Annuaires qui suivirent les différentes épidémies de choléra sont tous absolument muets sur elles; pas une fois nous n'y *avons lu* même le nom du fléau indien, et, s'il figure quelque part, il y tient en tous cas si peu de place que nous n'aurions pas à nous défendre de ne point avoir su le voir. L'Annuaire de 1876 seul fait exception, et cette exception consiste en ces uniques paroles, prononcées par un ancien pharmacien de la marine, M. Besnou, dans le concours régional de 1875, séance du 14 juillet tenue à Villedieu sous la présidence de M. Lepelletier, le maire précédemment cité.

Il s'agissait d'un enquête industrielle sur Villedieu, et M. Besnou, ayant vanté en passant son état sanitaire en ces termes : « Il faut bien le constater, il n'y a plus d'épidémies meurtrières à Villedieu », ajouta :

« *En* 1832, 1834 *et* 1849, *le choléra y a à peine paru.* »

Et ce sont ces douze mots, *et nuls autres*, prononcés incidemment par M. Besnou, probablement encore au collège en 1832 et absent de sa ville natale, à raison de ses fonctions dans la marine, au moment de l'épidémie de 1849, qui, d'ailleurs, avaient plutôt le caractère d'une affirmation que d'une négation, venant après les paroles dont ils sont précédés, et que M. Lepelletier, qui présidait la réunion, aurait certainement relevés s'il en eût été autrement; ce sont ces douze mots, disons-nous, restés sans écho, qui ont suffi à MM. Bochefontaine et Ygouf pour leur faire affirmer que l'Association normande avait reconnu « *qu'en* 1832 *et* 1834, *le choléra marqua son passage à Villedieu, comme dans le reste du département de la Manche !!* »;... c'est cette ligne unique de l'Annuaire de 1876 que M. Bochefontaine osa mettre ensuite sous les yeux de ses collègues de la Société de biologie pour leur prouver que sa citation était exacte !!...

Et, tandis que MM. Bochefontaine et Ygouf rapportaient si fidèlement le langage de M. Besnou, ils taisaient absolument le passage qui imprimait à ses quelques paroles incidentes leur vrai caractère, et ils ne soufflaient mot non plus de cette déclaration si formelle de deux médecins de la localité les plus anciens (leur nom n'est pas indiqué) qui avaient été constitués en commission à l'effet de répondre spécialement à la QUESTION : « *Les émanations cuivreuses amènent-elles fatalement des maladies et des infirmités ?* », déclaration que, d'ores et déjà, nous ne saurions trop exhorter le lecteur à retenir.

« Les épidémies *sont très rares* à Villedieu ; sauf celle de variole en 1870, qui tenait à des causes toutes spéciales — on verra lesquelles —, *nous n'avons pas eu à constater depuis vingt-cinq années de véritables maladies épidémiques* exerçant leurs ravages sur notre population et dépendant d'une influence locale. » (V. p. 329.)

Deuxième exemple. — Il ne s'agissait point seulement pour M. Bochefontaine de s'en prendre à la préservation cuprique professionnelle. Il fallait aussi inspirer des craintes *salutaires* à l'endroit des moyens conseillés pour la prophylaxie provoquée, et légitimer par des prémisses la conclusion, rapportée page 112, tendant à frapper d'ostracisme les préparations cuivrées dans le traitement comme dans la prophylaxie des maladies à microbes. Aussi, dans la séance du 5 janvier de la Société de biologie, notre contradicteur agitait-il encore le spectre de la colique de cuivre et disait à la suite :

« Les ouvriers ciseleurs sont aussi de temps en temps affectés des mêmes troubles digestifs. Ils sont exposés aux paralysies de l'avant-bras, peut-être à des paralysies radiales. Vers l'âge de cinquante-six ans, les ciseleurs sur cuivre *sont finis*. Il sont, pour la plupart, atteints de paralysie générale. Cette maladie affecte même les travailleurs qui n'ont pas atteint la quarantaine. »

Dans la séance du 16 février, M. Bochefontaine, trouvant que ce n'était pas encore assez, ajoutait à ce sombre tableau « la perte d'appétit, l'amaigrissement, une toux sèche, un affaiblissement du murmure respiratoire, des râles sous-crépitants, de la fièvre, des sueurs nocturnes, etc. », et il disait : « Les ciseleurs en cuivre donnent de ce fâcheux privilège l'explication suivante. Pour finir les ciselures, c'est-à-dire pour enlever les aspérités et les bavures que les pièces de cuivre présentent au sortir de la fonte, *on se sert d'un foret* à main que l'on active avec un archet. » — Un foret pour une pareille besogne !... — « La pointe du foret s'échauffe rapidement et ne mord plus bien dans le bronze ; alors l'ouvrier porte l'instrument dans la bouche et le mouille avec sa salive. Or, le foret est chargé d'une petite quantité de poussière de cuivre qui est retenue par les lèvres. Comme cette manœuvre est répétée très souvent, la quantité de poussière qui reste dans la bouche et qui est avalée représente à la fin de la journée une masse relativement considérable, de sorte que les accidents cupriques ne tardent pas à se manifester... »

Ainsi donc, voilà les ciseleurs perçant des trous dans les pièces fondues, pour faire quoi ? enlever leurs saillies et aspérités, et le cuivre *en nature*, qui, d'après Drouart lui-même, l'un des auteurs qui ont le plus chargé ce métal, est inoffensif, déterminant chez les ciseleurs même la paralysie générale, même la phtisie en plus de la colique de cuivre et d'autres maux accessoires; de sorte que ces ouvriers, guère moins malheureux que les cérusiers, n'auraient plus qu'à dire *Adieu* à cette grande industrie parisienne des bronzes dont ils sont l'honneur, s'ils ne voulaient être *finis à cinquante-six ans, et avant même d'avoir atteint la quarantaine!!!*

Ayant un peu mieux profité de la fréquentation des fabricants de bronzes que ne paraît l'avoir fait M. Bochefontaine de ceux dont il a parlé, nous savions pertinemment que ce foret si meurtrier aux mains des ciseleurs n'existait que dans l'imagination de notre contradicteur aussi bien que pas mal d'autres choses que l'on verra dans un moment. Nous croyions savoir non moins bien que ses paralysies *cupriques*, soit locales, soit générales, n'étaient également qu'une fable ; que ses cas de phtisie valaient tout juste ceux attribués, dans le temps, par Maygrier aux crieurs publics et, plus tard, aux musiciens de l'armée par Benoiston de Châteauneuf, dont les assertions, quelques-uns s'en souviennent peut-être, furent pour nous l'occasion de ces longues recherches que nous fîmes autrefois auprès des chanteurs, des artistes, des professeurs et des musiciens de toute sorte, qui eurent pour résultat de montrer au contraire que la déclamation, le chant et le jeu des instruments à vent surtout constituent le meilleur moyen prophylactique qu'on puisse opposer à la phtisie comme à beaucoup d'autres affections des voies respiratoires, en conformité de cet axiome posé par Coindet, de Genève : « *Tout organe qu'on exerce se fortifie, c'est une des lois fondamentales de l'organisme.* »

Nous aurions donc pu, sur l'heure, faire bonne justice des méfaits du fameux foret; mais nous avons pensé qu'il valait mieux, pour plus d'une raison, attendre d'avoir procédé ici comme nous l'avions déjà fait pour Maygrier et Benoiston de Châteauneuf.

En conséquence, nous avons ouvert une enquête auprès des hommes qui, comme MM. Thiébault, Barbedienne, Christofle, etc., sont particulièrement intéressés à ne point laisser calomnier leur glorieuse industrie; auprès de cette Société modèle du Bon Accord vers laquelle il faut toujours tourner les regards, quand il s'agit d'une question d'hygiène intéressant les différents ouvriers en bronze autres que les fondeurs, ou de prophylaxie cuprique, et voici ce que nous pouvons répondre à M. Bochefontaine :

1° *Foret des ciseleurs.* — « Les ciseleurs *ne se servent pas de foret;* ce sont les monteurs. » (THIÉBAULT frères.)

Le ciseau, le rifloir ou la lime sont les seuls outils à l'usage des premiers. La ciselure s'opère sur la pièce de bronze, préalablement fixée soit dans un étau (si elle s'y prête), soit sur un support ou billot à l'aide d'un ciment approprié, lorsqu'il en est autrement; et ce billot porte toujours sur l'établi ou sur les cuisses, quand il est d'un petit volume et que l'ouvrier travaille assis, de sorte que non seulement il n'y a aucun apport de limaille dans la bouche du ciseleur par une pointe de foret, mais la paralysie radiale n'est même point possible par compression, les mains n'ayant, l'une, qu'à conduire le ciseau et, l'autre, qu'à frapper sur ce dernier avec un petit marteau.

2° *Accidents cupriques des ciseleurs.* — « Il arrive, ont déclaré encore MM. Thiébault, que les apprentis qui débutent sont atteints de coliques; mais ce sont des exceptions et, dans tous les cas, après quelques mois de travail les accidents cessent. »

Quant à la colique de cuivre chez les ouvriers faits, les ciseleurs comme les monteurs et les tourneurs, voici un document, que nous avons publié dans le temps, qui dira ce qu'il faut en penser.

SOCIÉTÉ DU BON ACCORD

La Société du Bon Accord, exclusivement composée d'ouvriers en bronzes, fut, nous l'avons dit précédemment, fondée en l'année 1819. En 1867, nous fîmes le relevé de tous les cas de colique sur ses registres médicaux, qui sont parfaitement tenus. Le résultat de ce travail fut celui-ci :

De 1820 à 1833, rien.

1833.	M. Pilard, *colique,* sans autre désignation	5	j. de maladie.
1835.	M. Desvignes, *colique et vomissements* . .	6	—
1837.	M. Kiel, *colique nerveuse*.	8	—
1837.	M. Dupré, *colique et maux de tête*	6	—
1838.	M. Fiéfet, *colique intestinale*	29	—
1851.	M. Rochery, *colique*.	12	—
	Total des journées de maladie pour colique de cuivre ou autre	66	

Soit une journée un quart environ par année !

3° *Durée des ciseleurs.* — Nous possédions un annuaire de cette Société pour 1865 ; nous nous sommes procuré celui de 1884, et le dépouillement de ces deux documents irrécusables et si distants l'un de l'autre nous a fourni les éléments du tableau ci-après.

Sociétaires actifs au-dessous de 65 ans.

AGE	CISELEURS en 1865	CISELEURS en 1884	MONTEURS en 1865	MONTEURS en 1884	TOURNEURS en 1865	TOURNEURS en 1884	TOTAL
De 20 à 30 ans . .	39	29	20	14	15	4	121
— 30 à 40 — . .	60	20	28	30	8	14	240
— 40 à 50 — . .	45	29	13	27	7	14	135
— 50 à 55 — . .	19	24	27	8	4	5	87
— 55 à 60 — . .	36	16	11	13	3	2	78
— 60 à 65 — . .	7	13	6	7	0	2	35
TOTAL . . .	206	131	105	99	37	41	696

Pensionnaires au-dessus de 65 ans.

ANNÉE 1865			ANNÉE 1884	TOTAL
De 65 à 70 ans .	24	La spécialité du travail n'est pas ici indiquée.	15 cis. 10 mont. et 2 tourn.	51
— 70 à 75 — .	7		10 cis. 7 mont. et 0 tourn. .	24
— 75 à 80 — .	5		7 cis. 0 mont. 0 tourn. . . .	12
— 80 à 90 — .	1		1 — 1 — 0 — . . .	3
— 90 à 100 — .	0		1 — (93 ans)	1
TOTAL. . .	37		54	91

D'après ce tableau, dont il nous paraît inutile de faire ressortir les chiffres significatifs et d'une vérification si facile sans franchir les murs de la Capitale (1), on voit que, pas plus les monteurs qui, eux en effet, ont recours fréquemment au foret pour assembler

(1) On peut s'adresser au siège de la Société, qui est actuellement au n° 8 de la rue Saint-Claude (au Marais), chez M. Alfred Prétot, préposé secrétaire de la Chambre syndicale des fabricants de bronzes et ciseleur lui-même depuis trente-cinq années. L'enquêteur y apprendra, en outre, qu'il y a deux ans, un ciseleur, M. Picard, pensionnaire, mourut âgé de quatre-vingt-quatorze ans, et que M. Dénière père, qui avait débuté dans la fabrique des bronzes comme ouvrier tourneur, ne s'est éteint qu'à quatre-vingt-quinze ans.

et fixer au moyen de rivets les différentes pièces d'un sujet, que les ciseleurs qui ne s'en servent jamais, *ne sont finis* ni avant d'avoir atteint la quarantaine, ni à 56 ans, ni même après, et que la fantaisie seule a été ici encore la loi de M. Bochefontaine comme dans beaucoup d'autres choses qui suivront.

Quant à la paralysie générale, elle n'est point sans doute moins fréquente chez les cuivriers en général, et les ciseleurs en particulier, que dans tous les autres corps d'état, et l'alcoolisme ne saurait aussi ne point être compté parmi ses facteurs; mais elle est rare et le cuivre n'y est pour rien. Cela ressort sans conteste de ce double fait : qu'il n'existe point un seul paralytique ni parmi les cinquante-quatre pensionnaires du tableau ci-dessus, tous âgés cependant de plus de soixante-cinq ans, — nous avons reçu sur ce point une déclaration formelle de M. Barré, maître ciseleur, rue de Bretagne, 5, qui est adjoint au secrétariat de la Société, — ni parmi les nombreux ouvriers, cinq cents à cinq cent cinquante en moyenne, de la maison modèle de M. Barbedienne, qui ne saurait, elle, garder un seul alcoolique, parce que, nous disait personnellement avec un fin sourire son célèbre chef : « *Chez nous, nous voulons la paix.* »

On voit donc déjà quel fond il faut faire sur les dires de M. Bochefontaine.

Mais ce n'est là que le commencement; d'autres démentis vont pleuvoir comme grêle sur la tête de notre contradicteur et achever de démontrer qu'il n'aura rien moins qu'à se louer du rôle qu'il a si complaisamment accepté de jouer dans cette campagne.

Séances du 19 janvier et du 29 mars 1884.

Enquête de Villedieu, par le Docteur V. Burq.

D'après MM. Bochefontaine et Ygouf, il ressortirait des faits observés à Villedieu ce qui suit.

a. « Les habitants y font personnellement un usage tout spécial d'ustensiles en cuivre de toute sorte, non ou mal étamés.

b. « On y manipule une telle quantité de cuivre pour l'industrie locale qu'on sent ce métal à plein nez dans toutes les rues et places de Villedieu; que l'odeur en est frappante avant même que l'on soit entré en ville, quand on arrive par la route de *Saint-Lô* ou par celle de *Pont-Farcy;* que si dans certaines rues, comme celle du *Pont-Chignon*, on sent moins l'odeur du cuivre, c'est parce qu'elle y est masquée par la puanteur des tanneries ou mégisseries voisines, ou par celle des rues *qui sont très malpropres* et restent telles, malgré que les habitants se plaignent depuis longtemps.

c. « Des accidents cupriques, et notamment la colique de cuivre, sont fréquemment observés parmi les ouvriers chaudronniers, lesquels contractent des infirmités graves avant l'âge, et les émanations métalliques ont une influence notoire sur la santé des habitants.

d. « Le choléra a régné à Villedieu en 1848-1849 ; *neuf cas de mort* furent observés, en partie chez des ouvriers en cuivre ou dans leurs familles ; il y marqua même son passage lors du choléra de 1832.

e. « En 1870, il y eut à Villedieu une épidémie sévère de variole qui sévit sur les *sourdins* tout autant que sur les autres habitants, si ce n'est davantage.

f. « En 1882, la fièvre typhoïde y fit encore de nombreuses victimes, et les quartiers les plus atteints furent précisément ceux occupés par l'industrie locale.

g. « Enfin, un patron, aussi imprégné de cuivre qu'il est possible, mourut en 1865 du charbon, *trois jours après avoir été piqué par une mouche ;* par conséquent la bactéridie charbonneuse n'est pas non plus arrêtée par le cuivre. »

Voici maintenant les réponses des autorités municipales et scientifiques de Villedieu, qui ont bien voulu procéder à une enquête minutieuse.

a'. « *Il est faux, complètement faux* (sic) que le plus grand nombre des habitants fasse un usage spécial d'ustensiles en cuivre. *Fourchettes, cuillers et plats en cuivre* sont inconnus ici et n'existent que dans l'imagination d'un correspondant insuffisamment renseigné. Autrefois on se servait de marmites en métal de cloches ; depuis longues années pas une seule n'a été fondue dans nos ateliers, et fort rares sont celles qui ont survécu à un usage quotidien.

b'. « Il est inexact que dans la plupart des rues de Villedieu on sente manifestement le cuivre, comme l'indiquent les comptes rendus de l'Académie des sciences ; deux rues seulement peuvent donner lieu à cette observation, la rue Haute et la rue Basse, c'est-à-dire celles où s'opère le travail du cuivre. — Tétrel, maire, le 20 décembre. »

Le 2 mars, nous recevions sur le même sujet la réponse suivante de M. Boscher :

« Affirmer et prétendre qu'à Villedieu l'air soit saturé d'émanations cupriques et qu'on y sente le cuivre à plein nez! *c'est trop fort, en vérité.* Si les ateliers et les ouvriers cuivriers dégagent une odeur *sui generis,* cette odeur est tellement faible, qu'à un mètre de distance on ne la peut sentir. Avancer alors qu'elle est forte au point qu'on en est frappé quand on entre en ville par les routes de Saint-Lô ou de Pont-Farcy, c'est *prêter à rire ;* de même en prétendant que cette odeur existe dans ces rues signalées.

« J'avoue que parfois, et à certains moments seulement, *il peut se produire* une odeur désagréable dans certaines rues. Lorsqu'on vide en effet le baquet où s'opère le décapage des objets fabriqués, les matières organiques des ruisseaux, sous l'influence de l'acide contenu dans les eaux de décapage, *peuvent dégager* de l'acide sulfhydrique, qui n'a rien de commun, que je sache, avec le cuivre. »

Aux réfutations qui précèdent, sur les questions *a* et *b*, nous ajouterons ces réflexions que nous faisions dans la séance du 29 mars.

N'étaient les égards que l'on se doit entre collègues, on pourrait légitimement se demander pourquoi aucun des chimistes émérites de la Société, et surtout M. Galippe, n'a demandé la parole pour adresser à M. Bochefontaine l'une ou l'autre de ces deux questions.

1° A supposer qu'à Villedieu on fasse une sorte de débauche d'ustensiles en cuivre, contrairement à cette assertion de M. Tétrel « *Il est faux, complètement faux... etc.* », qui doit bien savoir un peu ce qui s'y passe, et qu'on y pousse le culte du cuivre jusqu'à ne vouloir vider le trop-plein nocturne de sa vessie que dans un pot de chambre de ce métal, l'étamage n'est point aussi inconnu qu'il l'était partout au commencement du siècle et qu'il l'est encore dans tout l'Orient, et les habitants y lavent tout au moins leur vaisselle. Alors, comment peut-il se faire qu'ils s'imprègnent de cuivre plus que ne le faisaient nos pères dont la batterie de cuisine, veuve encore de cette couche d'étain plombique qui a eu pour résultat de créer un danger très réel à la place d'un péril imaginaire, brillait d'un éclat si vif sur leurs crédences ?

2° Quel est donc le composé cuprique assez volatil et à odeur assez pénétrante pour affecter les organes olfactifs avant même que l'on soit entré à Villedieu ?

c'. « Autrefois, dit M. Boscher dans son rapport, parmi les fondeurs surtout, alors très nombreux, régnaient des coliques plus ou moins fortes qu'on expliquait par les vapeurs de *mauvais* cuivres, provenant d'ustensiles brisés qui avaient été étamés dans le temps avec des étains mélangés de plomb... Mais aujourd'hui que Villedieu tire de Paris le cuivre rouge et jaune tout laminé, nos ouvriers chaudronniers n'*ont jamais de coliques*. Ils accusent seulement des nausées... »

D'autre part, les recherches que nous avons dû faire, dans la collection des Annuaires de l'Association normande, nous ont amené aussi à faire à la même source cette découverte.

Dans cette même séance du 14 juillet 1874, dont nous avons parlé, il fut dit encore par les deux médecins déjà mis en cause :

« Si nous nous en rapportons à notre expérience personnelle, nous devons répondre : Non, les émanations cuivreuses n'amènent fatalement ni maladies, ni infirmités. L'existence de la colique de cuivre, entre autres, ne nous est pas démontrée, si nous en jugeons par les cas soumis à notre observation. Quand nous avons constaté des coliques chez nos ouvriers, c'était presque toujours chez ceux qui étaient chargés de l'étamage. — Ici plomb, sel ammoniac et acide chlorhydrique.

« Les émanations cuivreuses sont bien cause, il est vrai, chez les fondeurs de cuivre au creuset, de dyspnée, d'embarras gastrique et de diarrhée, mais ces accidents sont immédiats et disparaissent très vite ; il n'y a pas lieu, du reste, d'être surpris de l'existence de ces états morbides quand on voit ces ouvriers respirant à pleins poumons des fumées cuivreuses dans des ateliers très restreints et où l'air circule difficilement...

« Pour nous résumer, nous nous croyons en droit d'affirmer que l'industrie de Villedieu n'est nuisible ni à la santé publique, ni à la santé privée. »

Seul, M. Besnou émit une opinion un peu contraire et cette opinion MM. Bochefontaine et Ygouf, fidèles au même système, l'ont traduite encore ainsi : « L'Annuaire de l'Association *reconnait* que les émanations cuivreuses sont bien cause, chez les fondeurs de cuivre au creuset, de dyspnée, d'embarras gastrique et de diarrhée ; qu'il est incontestable que les émanations métalliques ont une influence notoire sur la santé des habitants..., etc. » Ces paroles furent bien prononcées par M. Besnou, mais elles lui étaient toutes personnelles et, devant l'opinion exprimée par la commission qui avait une tout autre compétence, l'honorable pharmacien se hâta de mettre à son langage ce correctif, que MM. Bochefontaine et Ygouf ont soigneusement omis comme le reste :

« Lorsque les ouvriers sont prudents et qu'ils ne négligent aucun soin de propreté, ils ne sont pas plus sujets aux infirmités que ceux des autres villes... Un docteur, il y a cent cinquante ans, — sans doute Desbois (de Rochefort), — a considéré la colique saturnine comme endémique à Villedieu. Il y a eu autant d'exagération dans le nombre de malheureux qu'elle pouvait atteindre à cette époque que dans le style qu'il emploie et le tableau qu'il fit des infirmités atroces qu'elle déterminerait. »

d'. « L'assertion de *neuf cas de mort* par le choléra est *légèrement* produite. Le nombre des décès a été, en 1848 de 98, en 1850 de 99, en 1851 de 96 et *en* 1849 *de* 87 *seulement*. Vous voyez que la mortalité a été moins grande cette année-là. Dix ouvriers chaudronniers sont décédés en 1849 et, parmi eux, *un seul,* le sieur Châtel, fondeur (en cuivre jaune), est indubitablement mort du choléra. On pense que le sieur Lepetit, parcheminier, et les dames Bénard, coquetière, Lepelletier, journalière, et Cornudet, sans profession, — cinq personnes en tout, dont quatre sans aucun rapport avec la chaudronnerie, même de par le mariage, — ont succombé à la même maladie. En interrogeant nombre de personnes, je n'ai pu arriver à établir qu'il y ait eu d'autres décès imputables à l'épidémie. Depuis 1852, je n'ai pas eu à enregistrer un seul décès cholérique comme officier de l'état civil. » (Tétrel.)

Si le choléra a réellement pénétré à Villedieu en 1849, n'est-il point remarquable au premier chef qu'il n'y ait fait que cinq victimes sur une population d'environ 4,000 âmes ?

On sait la déclaration de M. Lepelletier, témoin oculaire, au sujet de l'épidémie de 1832 ; voici maintenant celle non moins formelle de M. Boscher.

« Je n'ai jamais entendu parler que le choléra ait existé à Villedieu en 1832 et en 1834.

« Quant aux dires tirés de l'*Annuaire de l'Association normande*, je n'ai pu les contrôler. » (Boscher.) Nous avons été, nous, plus heureux, on l'a vu de reste.

e'. Il est vrai que la variole a régné en 1870 à Villedieu et sévi violemment sur les *sourdins* eux-mêmes. Mais, ce qui n'a point été suffisamment mis en lumière, c'est que « l'épidémie fut produite et entretenue par une avalanche de contages apportés du dehors par des varioleux insuffisamment guéris évacués des hôpitaux militaires de Cherbourg en tel nombre qu'ils donnèrent à eux seuls 3,800 journées de maladie » (Tétrel) et, ce qui n'a point été dit par M. Bochefontaine, c'est que, sans parler de la profonde dépression morale qu'avaient dû subir les habitants de Villedieu, aussi bien que nous tous en France, et des influences hygiéniques dont il va être question à propos de la fièvre typhoïde, au moment le plus critique, « il y eut une interruption complète dans le travail des ateliers », si bien que, pour remédier à la poignante misère des ouvriers, la municipalité dut aller jusqu'à « organiser des ateliers d'extraction et de cassage de pierres sur les routes ». (Tétrel.) Ce qui valait assurément la peine d'être encore relevé, c'est que, comme les statistiques que nous avons reçues en font foi et en témoignent celles, en parfait accord, de M. Bochefontaine, sur lesquelles nous avons précédemment appelé l'attention, les cas de variole ont été augmentant précisément au fur et à mesure que l'imprégnation cuprique allait s'atténuant de plus en plus. Les statistiques montrent, en effet, que la mortalité ne s'accrut en 1870 que de 20 décès, tandis que, en 1871, lorsque le chômage fut devenu complet et général depuis plusieurs mois, elle s'éleva à 118 décès en plus d'une moyenne annuelle de 90. N'y a-t-il pas là une preuve des plus saisissantes en faveur de notre thèse ?...

Quant à la variole attribuée par MM. Bochefontaine et Ygouf à M. Boscher, malgré les émanations cupriqués de sa ville natale, cet honorable praticien nous a fait savoir qu'il était très vrai qu'il avait eu la variole ; « mais, a-t-il dit, j'étais alors écolier et n'habitais Villedieu que pendant les vacances. J'en puisai le germe à Saint-Hilaire-du-Harcouët, où cette maladie régnait alors épidémiquement. » Si nous parlons de ce menu fait, c'est uniquement pour montrer une fois de plus comment nos adversaires écrivent l'histoire.

Il paraît encore vrai que, il y a deux ans, il y eut à Villedieu une épidémie de fièvre typhoïde et que les sourdins en présentèrent eux-mêmes des cas *non mortels*, nous devons le supposer puisque cela n'a pas été dit. Mais il n'eût été que loyal de faire remarquer que cette épidémie fut, comme celle de variole en 1870-1871, une exception à la règle posée dans la séance tenue à Villedieu lors du concours régional de 1875. Ce qu'il importait également de dire, aussi bien pour l'épidémie de 1882 que pour tous les cas isolés de fièvre typhoïde, de variole, ou autres maladies contagieuses qui ont pu être observés à Villedieu à d'autres époques, c'est d'abord que les ouvriers chaudronniers, au nombre de 400 environ, y sont disséminés dans 40 ou 50 ateliers et « qu'un grand nombre travaillent seuls » (Boscher), souvent à l'air libre, dans les cours, et « que les ateliers ne sont fermés que pendant les jours d'hiver très froids ou très pluvieux » (Besnou), d'où une imprégnation cuprique bien moindre que lorsque de nombreux ouvriers travaillent en commun ; c'est ensuite que les conditions hygiéniques des sourdins sont très près de celles qui furent si néfastes aux ouvriers de l'usine de Bornel. Cela résulte, en effet, des déclarations de M. Tétrel que nous avons rapportées plus haut, p. 101, dans l'extrait de notre note à l'Académie des sciences, du 3 décembre, et résulterait de celles mêmes de M. Ygouf, sur « la saleté et la puanteur des rues de Villedieu », si nous ne devions pas tenir, au moins en partie, cette accusation contre l'édilité de Villedieu pour une représaille de tous les démentis qu'elle lui a infligés, M. Tétrel ayant dit, et l'on ne saurait ne pas le croire : « Nous avons pris les mesures *les plus énergiques* pour maintenir la propreté partout. »

f'. Sur le sixième point, M. Boscher s'est exprimé itérativement de la façon suivante :

« Relativement au cas de charbon, voici ce que l'on raconte. Un patron, du nom de Lécellier, eut plusieurs clous au visage. Il en avait un surtout, très gros, près d'une oreille. Forcé alors par ses affaires de se mettre en voyage, il fut pris d'une fièvre intense et mourut *au bout de trois semaines*,— et non de trois jours après la prétendue piqûre de mouche,— à Beaune où il s'était arrêté. Le médecin du lieu dit que la mort était la suite d'un anthrax. » (Boscher.)

Ennemi des redites, nous fermerons ici le débat avec M. Bochefontaine et nous le renverrons à la note qui a été publiée dans les comptes rendus de la séance du 19 janvier, pp. 33 et suivantes, de laquelle nous déclarons ne point avoir une seule ligne à retrancher, aux différents articles qui l'ont précédée, soit dans le *Bulletin* même, soit dans la *Gazette des Hôpitaux*, et à un travail sur le cuivre en cours de publication. Nous ajouterons seulement que, quant aux phrases, aussi ambiguës que sommaires de la Note publiée dans le Bulletin du 22 février, où il est parlé « d'*inexactitudes* relevées par la Société... de *vérification des textes*..., de fabricants de bronzes de Paris, qui, soit dit en passant, *sont convaincus que le cuivre ne préserve d'aucune maladie*, etc., » nous mettons au défi M. Bochefontaine de les justifier comme nous défions aussi ses deux collaborateurs, MM. Ygouf, père et fils, d'ajouter un nom de *cuivrier* de plus à celui de Châtel (fondeur), retrouvé par la municipalité de Villedieu dans les *cinq* décès cholériques seulement, *et non pas neuf*, qui y eurent lieu en 1849.

Conclusions. — Toutes les assertions de M. Bochefontaine sur les faits qui se seraient passés à Villedieu en opposition de la préservation cuprique sont donc, les unes grandement erronées et, les autres incomplètes. Ces dernières témoignent seulement que la loi de la préservation a ses exigences, comme toutes les lois, et ses limites de résistance aussi bien que le blindage d'un navire, par exemple.

Est-ce à dire qu'il ne se soit point produit à Villedieu ou ailleurs des faits exceptionnels qui puissent justifier, dans une certaine mesure, l'appoint que M. Bochefontaine est venu donner à la thèse contradictoire soutenue avant lui par M. Bailly? Les réserves expresses que nous avons faites sur toutes les questions autres que celles de la préservation des ouvriers en cuivre *dans le choléra*, et le soin que nous avons pris *toujours* de dire que ces questions sont encore à l'étude témoignent que nous savons, nous aussi, mettre en pratique la maxime du doute. D'autre part, des recherches que nous faisons en ce moment du côté de Durfort, centre d'une industrie similaire à celle de Villedieu, et dans les grandes usines de grosse horlogerie du département du Doubs, afin de répondre aux objections qui pourraient également nous être faites de par les observations de fièvre typhoïde du docteur Duperron sur les ouvriers horlogers de Besançon, qui ne font, eux, que la montre, démontrent aussi de reste que, loin de fuir la lumière, nous nous efforçons de la faire par tous les moyens en notre pouvoir. Seulement, ce que nous demandons à nos contradicteurs, non sans droit ce nous semble, c'est d'apporter dans leurs observations la même rigueur, le même sens critique et de ne point se hâter de se fier aux apparences, si, comme nous, ils ne visent réellement que la vérité.

Lorsque nous aurons obtenu les renseignements que nous attendons sur les chaudronniers de Durfort et les horlogers du Doubs, si la Société veut bien nous le permettre, nous viendrons lui dire notre dernier mot sur la préservation professionnelle conférée par le cuivre. (*Extrait, sauf quelques parties ajoutées, du Bulletin des 25 janvier et 4 avril.*)

MM. Bochefontaine et Ygouf, est-il besoin de le dire, revinrent à la charge. Le premier, au lieu de relever le défi que nous lui avions porté personnellement, de citer même un seul nom de fabricant de bronzes ne croyant pas à la préservation cuprique, se borna, en fait d'arguments nouveaux, à parler de la bouillie au sarrasin que l'on sait, à mettre cette sourdine explicative, mais finalement si aggravante quand on consulte le tableau que nous avons dressé, à la paralysie générale des cuivreux dont il avait précédemment éventé la découverte : « Il faut savoir que l'alcoolisme est fréquent chez les ciseleurs et que ces ouvriers, comme les ajusteurs, font un tel abus de l'absinthe qu'ils en arrivent à devenir incapables de continuer leur métier. »

Puis, M. Bochefontaine, parlant au nom de M. Ygouf, dit son fait au président de la Société pour ne point lui avoir donné la liberté de répondre quand nous étions venu porter à la tribune de la Société tous les démentis envoyés de Villedieu par MM. Tétrel et Boscher. Il revint, bien entendu, sur les casseroles et les odeurs de Villedieu : seulement, comme la lettre de M. Boscher relative à ces dernières lui avait donné probablement à réfléchir, et que peut-être bien, il s'était rencontré sur sa route un chimiste pour lui dire, ainsi que nous le disait récemment l'un des préparateurs de M. le professeur Paul Bert, que cette odeur n'est autre que de l'ozone, M. Bochefontaine n'en parla plus que dans ces termes : « L'odeur cuprique est cette odeur que tout le monde connaît, qui reste aux doigts quand ils ont frotté un morceau de cuivre ou une vieille pièce de monnaie. » Mais cette odeur, qu'on ne peut sentir qu'à la condition de mettre les doigts sous le nez, M. Bochefontaine, ne voulant pas en démordre, persista à la faire se répandre au loin.

Quant aux divers défis que nous avions portés, tant à M. Bochefontaine qu'à MM. Ygouf, deux seulement furent relevés, voici lesquels et textuellement de quelle façon.

« Une des premières, sinon la première victime du choléra de 1849 à Villedieu, fut un poêlier dont le nom ne se trouve pas dans la liste (de M. Tétrel), et dont le fils, docteur en médecine, exerce actuellement dans sa ville natale. »

Quelques jours après, le courrier de Villedieu nous apportait ce nouveau démenti :

« Quant au poêlier, père d'un honorable docteur exerçant actuellement la médecine à Villedieu, *mort du choléra en* 1849, il n'a jamais existé : sur nos trois docteurs, un seul a perdu son père, c'était en 1833 et ce n'était pas du choléra ! » (BOSCHER.)

« Il ne m'était pas venu à l'esprit d'apporter ici le volume de l'Annuaire où j'ai puisé les textes contenus dans ma dernière note. Je répare cet oubli. Voici les textes cités ou mentionnés, — *mentionnés?* non, — au crayon rouge. M. le président n'a qu'à les comparer avec ceux de notre compte rendu pour voir qu'ils ont été reproduits *avec exactitude et avec le sens qui leur est attribué dans l'original* » !!

Avoir osé produire le texte primitif et soutenir qu'il avait été reproduit avec exactitude dans son esprit comme dans sa lettre, c'est véritablement par trop fort; et, puisque le bon goût nous condamne à ne point exprimer ici tous les sentiments qui nous oppressent, qu'il nous soit au moins permis de dire qu'une telle audace nous confond.

M. Bochefontaine ayant ainsi parlé en nom collectif et ajouté, pour son propre compte : « que le sulfate de cuivre est *à peine absorbable*, — qu'en diront les toxicologistes? — ... que son pouvoir microbicide est assez médiocre, et il vient en première ligne, dans les métaux, après les sels de mercure, d'or et d'argent, « qu'il ne saurait être introduit dans l'économie animale en proportion suffisante pour exercer chez elle ce pouvoir; que la thérapeutique interne ne peut pas retirer de son usage les mêmes avantages que la thérapeutique externe...!! » notre adversaire terminait imperturbablement sa harangue en partie double de cette façon :

« En résumé, il n'y a pas un seul fait contradictoire relatif à mes communications qui, malgré les attestations de MM. Boscher et Tétrel, ne soit erroné et, par conséquent, M. Burq n'a apporté dans sa dernière communication aucun fait nouveau.

« Je suis donc en droit d'affirmer que l'opinion de M. Burq sur l'action préservatrice du cuivre contre les maladies infectieuses, et notamment le choléra, *ne repose, jusqu'à présent, sur aucun fondement sérieux* »; précédemment M. Bochefontaine avait dit : « *que sur une vue puérile de l'esprit.* »

Ombres de Trébuchet, de Blondel, Michel Lévy, Vernois, Devergie, et vous, docteur Pauchon, rapporteur de la commission des médecins de Marseille, qui avez écrit des rapports confirmatifs sur la préservation cuprique ou qui y avez préludé, soit par vos propres recherches statistiques, soit par des paroles comme celles-ci : « Le cas échéant d'un retour épidémique du choléra, fixer l'attention des médecins sur les professions à cuivre, et demander aux établissements où elles s'exercent des bulletins statistiques spéciaux, qui permettent d'y préciser la marche et le résultat de la maladie » (*Rapport de Michel Lévy au Conseil d'hygiène*, 18 *octobre* 1867).

Vous tous, médecins, savants, ingénieurs et industriels de tous les pays, qui avez aussi affirmé la préservation cholérique des ouvriers en cuivre, inclinez-vous devant ce verdict de M. Bochefontaine « l'action préservatrice du cuivre ne repose sur aucun fondement sérieux, n'est qu'une vue puérile de l'esprit », et sachez bien que tout ce que vous avez appris pertinemment à ce sujet et attesté par écrit ou dit ne vaut pas la plus mince des expériences que ce savant, si miraculeusement échappé aux dangers qu'avaient fait courir à son enfance des parents aussi imprudents que contempteurs des ordonnances de police sur l'étamage, exécute depuis tant d'années en sous-ordre sur des légions de chiens, de lapins, de cobayes et de grenouilles, avec une persévérance d'autant plus méritoire que jusqu'ici elle ne l'a point encore fait sortir de la modestie de son rôle.

Mais en voilà assez, trop même, sur M. Bochefontaine et sur son jeune émule M. A. Ygouf; ne faisons point attendre plus longtemps les chaudronniers de Durfort qui méritent bien, on va le voir, que ceux de Villedieu ne les fassent pas oublier.

JOURNAL D'HYGIÈNE

Les ouvriers de Durfort et les ouvriers en cuivre de la prison des Madelonnettes, par MM. Houlès et de Pietra-Santa.

Dans ces derniers temps, le *Journal d'Hygiène* a publié un travail de M. l'abbé Houlès, R. P. dominicain d'Arcueil, et de M. de Pietra-Santa : *De l'action du cuivre sur l'économie*. Après avoir longuement exonéré ce métal de tous les méfaits mis à son compte, les deux auteurs, devenus tout à coup aussi sobres de preuves qu'ils en avaient fourni d'abondantes sur la question de la *colique de cuivre*, ont nié simplement en quelques lignes que les ouvriers en cuivre jouissent d'aucune immunité spéciale contre n'importe quelle affection infectieuse. Deux ordres de preuves ont été invoquées, à l'appui de cette négation, tirées d'observations faites, les unes par M. Houlès à Durfort, dans le département du Tarn, et les autres par M. de Pietra-Santa à la prison des Madelonnettes, d'abord pendant le choléra de 1853-1854, puis pendant les années 1855-1856. Quoique dans ce travail la part afférente à notre confrère n'occupe que le second plan, c'est par elle que nous commencerons.

« La maison d'arrêt des Madelonnettes, dit le docteur de Pietra-Santa, dans laquelle j'ai fait mes deux séries de recherches, était située au milieu d'un quartier populeux et entourée de toutes parts de rues étroites et mal aérées.

« Dans une chambre du rez-de-chaussée, prenant jour par deux fenêtres grillées sur une petite cour, circonscrite par de hautes murailles, étaient réunis douze ouvriers (en moyenne) occupés à tourner, à limer et à polir des pièces de cuivre jaune, à l'effet de livrer au commerce des robinets, des petites serrures, des verrous, des boutons de porte, etc.

« En pénétrant dans l'atelier, on voyait la poussière de cuivre voltiger fine et légère, briller en montant et descendant à travers un rayon lumineux.

« Ces conditions de milieu me parurent très favorables pour déterminer l'influence de ces poussières métalliques sur l'économie et pour résoudre la question si controversée, de 1750 jusqu'à nos jours : *Le cuivre est-il, oui ou non, nuisible à la santé?* »

Suit une statistique pour démontrer la *non-existence de la colique de cuivre*, et cette démonstration, qui a valu à son auteur un encouragement de l'Académie des sciences en 1859, M. de Pietra-Santa prend bien soin de le rappeler, sur quoi est-elle basée? Sur ce fait minuscule que 56 détenus, sur 2,558, qui, dans le cours d'une année, — de juillet 1855 à juillet 1856, — passèrent par l'atelier des tourneurs, n'ont donné que 16 malades à l'infirmerie, dont pas un affecté de colique de cuivre ou d'autre accident cuprique !... Un *seul* présenta une fièvre typhoïde légère, faisons-le remarquer d'ores et déjà. M. de Pietra-Santa dit ensuite :

« Pendant les treize mois de l'épidémie cholérique de 1853-1854, le quart environ de la prison a subi, à des degrés divers, l'influence de l'épidémie. L'atelier des ouvriers en cuivre n'a fourni que 5 malades atteints d'embarras gastrique et de diarrhée.

« De cette constatation M. le docteur Vernois, dans un rapport au Conseil d'hygiène et de salubrité de la Seine, aurait cru pouvoir conclure à l'immunité des ouvriers en cuivre des Madelonnettes contre le choléra ; mais telle n'a jamais été notre pensée. Nous connaissions parfaitement les idées d'Hahnemann sur les propriétés anti-cholériques du cuivre. Si nous n'avons pas écrit que nos ouvriers étaient réfractaires au choléra, c'est que des chiffres aussi restreints de malades ne comportent pas de semblables déductions ; d'ailleurs, en agissant ainsi, nous tenions grand compte des conditions hygiéniques plus favorables dans lesquelles se trouvaient les détenus de l'atelier des tourneurs. Gagnant un pécule journalier plus élevé, ils se nourrissaient mieux à la cantine de la prison et ils profitaient en outre des mesures de désinfection de l'atelier, de propreté de la personne, établies en vue de mieux déterminer la nocivité ou l'innocuité de la profession. »

Ainsi donc, abstraction faite de toute la partie étrangère à la question de la préservation cuprique, ce qui ressort de plus clair des déclarations de M. de Pietra-Santa, c'est que :

1° Le petit atelier où notre confrère fit ses observations se trouvait dans les conditions d'hygiène les plus défavorables ;

2° Que, malgré ces conditions, les détenus qui passèrent par cet atelier, au nombre de 56, au cours des années 1855-1856, et de 60 à 70 pendant le choléra de 1853-1854, à supposer qu'il fût proportionné à celui de l'année 1856, ne présentèrent, les derniers, *aucun cas de choléra,* alors que « le quart environ de la prison » subissait, à des degrés divers, l'influence de l'épidémie, et, les premiers, que « 1 cas de fièvre typhoïde légère », bien qu'ils fussent tous « âgés de 20 à 40 ans », c'est-à-dire précisément à cette époque de la vie où cette maladie est le plus commune.

Voilà les faits, voilà les prémisses, et cependant M. de Pietra-Santa se hâte de conclure : « Quant à l'immunité préventive et thérapeutique que cette profession (tourneur en cuivre) donnerait contre les maladies infectieuses, nous n'hésitons pas à déclarer, d'après notre expérience personnelle, qu'elle ne repose, quant à présent, sur aucune base *certaine* ni même *probable*.

« Dans l'atelier des tourneurs de la prison nous n'avons reconnu aucune immunité, *spéciale* ou professionnelle, contre les affections infectieuses en général, et plus particulièrement contre le choléra et la fièvre typhoïde !... »

Assurément, les faits observés par M. de Pietra-Santa en 1853-1854 aussi bien que pendant les années 1855-1856 sont des plus minimes, et notre confrère s'abuse ou abuse singulièrement autrui lorsqu'il dit « que le docteur Vernois, dans un rapport au Conseil d'hygiène, a cru pouvoir conclure de la constatation qu'il avait faite à *l'immunité* des ouvriers en cuivre des Madelonnettes contre le choléra ».

L'éminent hygiéniste, qui n'était pas homme à prendre des souris pour des montagnes, s'est en effet borné à dire, rappelons-le, puisque la mémoire de notre confrère est ici encore en défaut :

« M. le docteur Burq a complété ses recherches par l'énumération des travaux publiés par un certain nombre de savants et confrères, qui, sans s'être concertés, arrivent à mettre en lumière un grand nombre de faits analogues de préservation. Je citerai le Dr de Pietra-Santa (ouvriers en cuivre de la prison des Madelonnettes), le professeur Huss, de Stockholm (mineurs en cuivre), le professeur Pécholier (ouvrières en verdet de Montpellier), l'ingénieur en chef Cassiano del Prato (ouvriers mineurs en cuivre à Tinta en Espagne), les docteurs Gallarini et de Rogatis (ouvriers en cuivre à Florence, à Naples, etc.). Sa citation impliquait bien d'autres témoins, notamment deux anciens médecins de la Société du *Bon Accord*, les docteurs Vasseur et Noiret, qui avaient fait des observations autrement importantes que celles relatives aux tourneurs des Madelonnettes. Mais si M. Vernois, se souvenant un peu trop que M. de Pietra-Santa était son collègue au Château, a eu le tort de lui donner la préséance sur des hommes comme Magnus Huss, Pécholier, Cassiano del Prato, etc., il faut bien croire que le futur directeur du *Journal d'Hygiène* ne vit point de trop mauvais œil cette faveur pas plus que le témoignage qu'elle impliquait, puisque jamais, que nous sachions, il ne fit d'autre réserve que celle-ci dans un rapport, lu en 1865 à la *Société médico-chirurgicale de Paris*, sur l'épidémie cholérique de 1866.

« En rendant compte de l'épidémie de 1853-1854 à la prison des Madelonnettes, j'avais signalé la coïncidence qui s'y était produite dans la moindre quantité et la moindre intensité des symptômes cholériques précisément parmi les détenus qui vivaient dans une atmosphère où voltigeaient des milliards de molécules de cuivre.

« Toutefois, en appelant l'attention des médecins sur ces circonstances, je n'ai pas entendu tirer de là des déductions immédiates et je ne puis admettre sans réserve la conclusion que le docteur Burq veut en tirer dans l'intérêt de sa doctrine. »

Les observations faites en 1853-1854 par M. de Pietra-Santa étaient par trop infimes, nous en sommes d'accord, pour valoir plus qu'une simple unité, une présomption de plus à ajouter à mille autres, et c'est à ce titre seul que, personnellement, nous leur donnâmes place dans nos statistiques; mais elles valaient tout au moins celles de 1855-1856. Alors, pourquoi des conclusions si contraires à propos de faits de même signification au point de vue de l'affirmative? Pourquoi sur d'aussi minces preuves s'être mis à proclamer *urbi et orbi* que la colique de cuivre, qui en effet est un mythe, nous avons bien concouru un peu nous-même à le démontrer, n'existe point, et qu'est-ce qui légitimait ces faveurs académiques que M. de Pietra-Santa se plaît tant à rappeler, en attendant celles qu'il espère sans doute que lui vaudront les trouvailles faites du côté de Durfort dont nous parlerons dans un moment? Pourquoi, d'autre part, à supposer que les tourneurs des Madelonnettes eussent pu se donner à la cantine plus de douceurs que la majorité des autres prisonniers par un travail qui de petite serrurerie, qui de sparterie, etc., et à supposer aussi que l'administration pénitentiaire eût eu besoin de recevoir pour ceux-là de M. de Pietra-Santa des leçons de désinfection, de soins de la personne; pourquoi, *après avoir appelé l'attention des médecins sur la coïncidence dans la moindre quantité et la moindre intensité des symptômes cholériques chez les tourneurs en cuivre*, venir dire aujourd'hui avec une rare désinvolture : « *Nous n'avons reconnu aucune immunité spéciale dans l'atelier des tourneurs; d'après notre expérience personnelle, l'immunité préventive et thérapeutique ne repose, quant à présent, sur aucune base certaine ni même probable* »?...

Pourquoi enfin le directeur du *Journal d'Hygiène* cherche-t-il maintenant *per fas et nefas* à tomber le cuivre en attendant qu'il achève de prendre à partie cette métallothérapie pourtant si bien encensée par lui jadis?

Plus haut, nous avons déjà trop bien répondu implicitement à ces questions et nous nous sommes suffisamment expliqué pour avoir besoin d'insister sur les véritables mobiles des agissements passés, présents et futurs de M. Pietra-Santa, et lui laisser croire que nous en sommes troublé.

Passons maintenant au vénérable ecclésiastique dont M. de Pietra-Santa a voulu faire le complice de sa *vendetta.*

Dans son mémoire, *Histoire d'un village,* M. l'abbé Houlès, fils d'un honorable médecin de ce nom, qui longtemps exerça la médecine à Sorèze, nous apprend d'abord sur Durfort les choses qui vont suivre. Nous avons souligné celles qui sont surtout à retenir.

« Durfort est situé dans une vallée étroite, parcourue, dans toute sa longueur, par le ruisseau Lesor et *balayée par les vents d'Est qui soufflent souvent.* La moyenne de sa population a été, de 1775 à 1876, de 500 âmes. Depuis de longues générations (depuis le XVe siècle) les *habitants* sont *tous* martineurs ou chaudronniers, *à peu d'exceptions près.* Les premiers choisissent le vieux cuivre, le fondent et le martèlent à chaud (d'où le nom de martineurs) au moyen d'un marteau puissant mû par l'eau, et lui donnent une forme grossière. Sorti de leurs mains, le cuivre prend alors le nom de coupe-noire. Les chaudronniers martèlent la coupe-noire à froid, la liment et la polissent.

« Les femmes, en grand nombre autrefois et en petit nombre depuis quelques années, *fourbissent en plein air les pièces achevées.*

« Les martineurs *travaillent, au nombre de 2 ou 3 par atelier, dans une espèce de hangar mal clos, où l'air se renouvelle sans cesse.*

« Les chaudronniers sont installés dans des ateliers de dimension assez restreinte. Ils sont clos en hiver, *en été ils sont aérés largement et les ouvriers travaillent souvent dans la rue.*

« Les chaudronniers surtout respirent des poussières où le cuivre se trouve en grande quantité. *Le fer est souvent mêlé au cuivre dans ces poussières.*

« Les poussières diverses recueillies à deux mètres du sol, dans divers ateliers, ont donné à l'analyse les résultats suivants :

POUSSIÈRES RECUEILLIES

1° Chez les martineurs :

Silice, mica, sable, etc.	187
Sesquioxyde de fer.	158
Cuivre et oxyde de cuivre.	655
	1000

2° Chez les chaudronniers :

Silice, mica, sable, etc.	152
Sesquioxyde de fer.	178
Cuivre et oxyde de cuivre.	670
	1000

« D'après les observations faites par mon père, qui a vu un grand nombre de malades dans ce village pendant 48 ans de profession médicale, *il ne paraît point qu'il y ait de maladies autres* que celles qui règnent dans la région ; et notamment il n'avait jamais constaté d'*empoisonnement cuprique*. Seulement, ces ouvriers éprouvent parfois des troubles vers les voies digestives, nausées quand ils sont à jeun.

« Les jeunes gens s'habituent facilement à l'action du cuivre, il n'en est pas de même des hommes faits.

« La seule infirmité particulière aux ouvriers de Durfort semblerait être la surdité, due sans doute au bruit du martelage.

« La vie moyenne des ouvriers en cuivre a été : de 1775 à 1876, de 59 ans, 069. Les octogénaires ne sont pas rares.

« Si le cuivre est un poison, c'est un poison lent. »

Donc, ce qui ressort des propres déclarations de l'abbé Houlès, c'est que tous ceux, hommes et femmes, qui manipulent le cuivre à Durfort, au lieu de faire leurs opérations, comme les chaudronniers de Paris et de tous les grands ateliers, dans une atmosphère confinée et, partant, de vivre au milieu de la poussière de cuivre, travaillent à l'air libre, sauf l'hiver, plus encore que les chaudronniers de Villedieu; et que dans les poussières qu'ils peuvent respirer le fer se trouve mêlé au cuivre dans la proportion de $\frac{1}{3,68}$. Nous verrons, en outre, tout à l'heure, que le chiffre total de ces ouvriers hommes, femmes et enfants, se réduit au plus à 100, et qu'ils opèrent souvent seuls, ce qui est le cas pour les femmes.

Sur la question de prophylaxie par rapport aux maladies infectieuses, l'abbé Houlès, qui est très précis sur toutes les autres et abonde en détails, se borne à dire : « J'ai suivi au milieu de cette population l'épidémie de choléra de 1854 : *beaucoup furent atteints*, mais la mortalité fut peu considérable. Faut-il attribuer ce fait à l'influence préservatrice du cuivre, que préconisent certains auteurs, ou bien à l'organisation du service médical dont j'ai parlé ailleurs, organisation qui permettait de donner des soins aux malades dès les premiers signes d'invasion du mal ? Le problème est trop complexe pour qu'il soit facile à résoudre.

« La fièvre typhoïde n'a pas régné, à ma connaissance, d'une manière épidémique dans cette commune, pendant la période que j'ai étudiée; *mais, pour les cas isolés, la maladie n'a pas eu de rigueurs moindres que dans le reste de la région.* »

Ainsi donc, deux affirmations, sans la moindre preuve, comprenant l'une et l'autre deux termes en contradiction avec ce qu'enseigne généralement l'expérience — beaucoup de cholériques, mais peu de décès, d'une part, et cas isolés de fièvre typhoïde tout aussi fréquents que dans le reste de la région, mais jamais d'épidémie de cette affection, d'autre part, — affirmations d'ailleurs inexactes, nous allons le démontrer ; voilà le pain creux rapporté de Durfort, voilà ce qui a suffi au rédacteur en chef du *Journal d'Hygiène* pour déclarer encore hautement : « que dans le village de Durfort, comme dans l'atelier (des Madelonnettes), il n'avait reconnu aucune immunité *spéciale* ou professionnelle contre les affections infectieuses en général, et plus particulièrement contre le choléra et la fièvre typhoïde !... »

Pas n'était besoin d'être doué d'une perspicacité hors ligne pour deviner à pareille sobriété de preuves l'impuissance d'en fournir de valables, comme aussi que les auteurs de cette pseudo-enquête n'avaient point été sans compter sur la distance, sur de certaines résistances surtout, pour nous empêcher de faire la lumière ici comme à Villedieu. Quatre lettres pressantes, écrites au maire de Durfort, sont en effet restées sans réponse, et, de plus, il est bon qu'on le sache également, MM. Houlès et de Pietra-Santa, invités successivement à combler la lacune qu'ils avaient laissée dans leur travail, ont agi de même que ce personnage municipal. Heureusement que les difficultés de cette nature nous avons appris de longue main à savoir les tourner, et qu'il existe en province surtout des confrères qui sont animés de l'esprit de confraternité le meilleur. Nous avons donc écrit à deux de ces derniers qui sont l'honneur de la profession médicale, comme les curés de campagne sont généralement celui du clergé français, et voici ce que nous ont appris le docteur Rossignol, de Sorèze, d'abord, puis le docteur Cros, qui est actuellement fixé à Montlhéry, en Seine-et-Oise. MM. Houlès et de Pietra-Santa, nous l'espérons, déclineront d'autant moins l'autorité du deuxième médecin, qu'ils se sont plus eux-mêmes à le citer plusieurs fois.

ENQUÊTE SUR DURFORT

Dr ROSSIGNOL. — Sorèze, les 1 et 19 février.

« J'attendais pour vous répondre d'avoir des renseignements précis sur les ateliers de Durfort, les voici.

Chaudronniers.

1 atelier de 8	personnes	.....	8	
2 ateliers de 5	—	.....	10	
5 — 4	—	.....	20	
2 — 3	—	.....	6	
2 — 2	—	.....	4	
			48	48

Martineurs.

5 ateliers de 3	personnes	.....	15	
6 — 2	—	.....	12	
			27	27
TOTAL		....		75

« En outre de ces deux catégories d'ouvriers en cuivre, il y a encore un certain nombre de récureuses qui, pour la plupart, travaillent chez elles et non dans les ateliers. »

Donc, tous les ouvriers de Durfort réunis s'élèvent à un chiffre moindre que celui de tel atelier parisien, et non seulement travaillent toujours en plein air, sauf l'hiver les chaudronniers, ainsi que le dit l'abbé Houlès, mais ne forment que des groupes de 2, 3 ou 4 ouvriers, sauf dans trois ateliers qui en contiennent l'un 8 et les deux autres 5.

D'après cela et tout ce qui précède, on voit déjà que Durfort était un terrain assez mal choisi pour y faire des observations contradictoires sur l'imprégnation cuprique, d'une part, et l'immunité cholérique, typhoïque et variolique, de l'autre. Tel a été aussi l'avis d'un honorable confrère qui nous écrivait à la date du 1er avril :

« Je remarque que, dans la question du cuivre, tous les faits qu'on vous objecte se passent toujours à la campagne ou dans de petites villes. Il est possible qu'on vous apporte la preuve que le choléra a sévi autant dans tel petit endroit qu'ailleurs.

« Suivant moi, cela ne prouverait rien, attendu que les conditions dans lesquelles s'exerce l'industrie, ne sont pas les mêmes à la campagne qu'à Paris.

« A Paris les ouvriers travaillent généralement dans des ateliers petits, fermés, non ventilés. Il y a encombrement. L'atmosphère qu'ils respirent est chargée de cuivre, et ils s'imprègnent très vite de ce métal.

« A la campagne, au contraire, où les terrains et les constructions sont moins chers, les ouvriers travaillent dans des ateliers spacieux, peut-être sous des hangars. Ces ateliers sont ventilés naturellement, et le nombre de mètres cubes d'espace alloué à chaque ouvrier est cinq fois, peut-être dix, plus considérable, et, partant, l'atmosphère est chargée de poussières de cuivre en proportion inverse. Il doit donc en résulter une imprégnation lente et difficile, et celle-ci peut demander *un an,* par exemple, à Paris, et trois ou cinq ans à la campagne. » (Dr DELAUNAY.)

Cependant, malgré ces conditions peu favorables à l'imprégnation cuprique voulue pour la préservation, voici ce que nous apprend l'enquête faite à Durfort même par le Dr Rossignol.

« On n'a souvenir dans le pays que d'une épidémie de choléra, celle de 1854.

« Autant que je puis en juger par les renseignements peu précis qui m'ont été donnés, il n'y aurait eu que deux cas de choléra à Durfort, un mortel chez un ouvrier terrassier, — probablement un certain Rébiol que l'on retrouvera dans les déclarations du docteur Cros, — et l'autre, terminé par la guérison, chez un ouvrier qui travaillait le cuivre.

« Il y eut en même temps deux cas de choléra à Sorèze, et un nombre beaucoup plus considérable dans les environs, en particulier à Revel, distant de 5 kilomètres, où il mourut jusqu'à 28 personnes par jour sur une population de 4 000 habitants.

« En même temps que le choléra sévissait dans le pays, il y eut une épidémie de suette miliaire qui atteignit beaucoup de personnes, mais ne fit que très peu de victimes. Les ouvriers en cuivre ne furent pas épargnés. *Dans le souvenir des gens, la suette est confondue avec le choléra.*

« En 1856 il y eut à Durfort une épidémie de variole ; nombre d'ouvriers en cuivre furent atteints, et il en reste au moins six qui en portent les marques. Il ne mourut par le fait de cette épidémie que quelques femmes enceintes.

« En 1870, il n'y a eu qu'un seul cas de petite vérole à Durfort, et c'était sur une femme qui nourrissait. Dans les environs, et à Sorèze en particulier, la variole a fait beaucoup de ravages.

« Quant à la fièvre typhoïde, de mémoire d'homme elle n'a pas régné épidémiquement à Durfort. J'y en ai observé quelques cas isolés sur les jeunes sujets, *mais aucun sur les ouvriers en cuivre.* »

Dr Cros. — Monthléry, le 26 février.

« Je ne puis vous donner que des renseignements dus à mes souvenirs d'enfance, mais que j'ai bien présents à ma mémoire relativement à la question du choléra de 1854.

« L'exacte vérité est celle-ci, telle qu'elle m'a été communiquée par le docteur Catala, de Sorèze, qui fut requis par le préfet du Tarn en cette circonstance.

« On avait écrit au préfet que la population de Durfort était en proie au fléau. Il vint sur les lieux et constata qu'il y avait un certain nombre de malades, mais que cette maladie (la suette probablement) ne faisait pas de victimes ; ce qui lui fit dire, d'après le docteur Catala qui me l'a souvent répété : « *Ce choléra ne me paraît pas plus grave qu'un rhume de cerveau.* »

Néanmoins, j'affirme qu'un homme nommé Rébiol et sa femme moururent dans ce moment, et tout le monde dit qu'ils étaient morts du choléra.

« Au même moment Revel, distant de cinq kilom. sud de Durfort, était décimé par le fléau : sur une population de 4,000 habitants on compta plus de 300 décès ; Puylaurens (Tarn), distant de 12 kilom. et demi perdait aussi beaucoup de monde du choléra.

« La maladie qui a régné à Durfort en 1854 était-elle le choléra ? Rébiot et sa femme sont-ils morts du choléra ? Je l'ignore.

« J'ai observé la variole à l'état épidémique à Durfort : je l'affirme (probablement il s'agit ici de l'épidémie de 1856 signalée par le Dr Rossignol).

« J'ai observé la fièvre typhoïde, mais non à l'état épidémique....

« Jamais je n'ai observé le charbon, ni la diphtérie.

« Tels sont les résultats de ma pratique pendant une douzaine d'années. »

« Monthléry, le 19 mars.

« Je relis votre lettre du 2 mars, et je tâche d'y répondre point par point.

« 1° Le sieur Rébiol, sur lequel j'ai demandé des renseignements, était d'abord chaudronnier ; mais, quand le choléra est venu l'atteindre, il y avait bien longtemps déjà qu'il était maraîcher et chiffonnier ; sa femme l'aidait dans ces deux métiers.

« 2° Le nombre de personnes travaillant le cuivre à Durfort, indiqué par le docteur Rossignol, me paraît être exact.

« 3° Je n'ai jamais eu connaissance d'un chaudronnier ou martineur mort de variole ni de fièvre typhoïde ; mais j'affirme avoir vu une épidémie de variole grave, *mais sans cas de mort.*

« Pour ma part, je crois que les émanations de cuivre, résultant d'oxydations diverses, *sont un préservatif sans conteste* des affections dont vous cherchez le mode de propagation et de genèse. »

Ainsi donc, voilà une population d'une centaine d'individus au plus, hommes, femmes et apprentis, et non de deux à trois cents, ainsi qu'on aurait pu le croire d'après les déclarations de l'abbé Houlès, travaillant le cuivre par petits groupes et quelquefois seuls, dans des conditions de milieu, d'aération et de mélange à d'autres poussières métalliques sensiblement proches de celles departies aux chaudronniers ambulants, étameurs, raccommodeurs, qui furent, eux, aussi peu épargnés que les chaudronniers en fer dans l'épidémie de 1865-1866, population fort loin, par conséquent, d'avoir les mêmes droits à la préservation que les chaudronniers qui travaillent en nombre dans un espace confiné et hors de la portée d'autres ouvriers pouvant aussi ennuager l'atmosphère où ils respirent de poussières de fer. Et cependant, *zéro* au bilan de leur mortalité par les différentes maladies infectieuses, tandis que le choléra, la fièvre typhoïde et la variole exerçaient des ravages parmi les habitants des localités voisines, et seulement 1 cas de choléra, plus un certain nombre de cas de variole, *mais en temps d'épidémie,* comme si la variole surtout, quand elle sévit violemment, pouvait, plus que le choléra et la fièvre typhoïde, avoir raison d'une imprégnation cuprique insuffisante, et *tous non mortels ;* voilà la vérité vraie sur les martineurs, les chaudronniers et les récureuses de cuivre de Durfort ; voilà, ce nous semble, nous en demandons bien pardon au R. P. Houlès, des raisons suffisantes pour faire justice de ses assertions aussi bien que des conclusions annexes de son honorable mais trop irascible collaborateur aux yeux de tous ceux que n'aveuglent ni la passion, ni le parti pris, et qui n'ont soif que de la vérité.

Pour en finir avec la question des chaudronniers et les odeurs qu'ils répandent au loin comme de près, nous dirons que nous sommes allé, les narines bien ouvertes, dans la petite rue des Bernardins (quartier de la place Maubert), qui certainement ne le cède en rien aux rues les moins favorisées de Villedieu, où est situé l'important établissement de chaudronnerie de M. Charles, si connu de tous les médecins hydropathes de France, et que nous ne sommes parvenu à rapporter de notre excursion que ce document qui est à ajouter à tant d'autres.

« Paris, le 13 mars 1884.

« En réponse aux questions que vous m'avez adressées relativement aux observations que j'ai pu faire au sujet du cuivre comme préservatif, voici ce que je puis vous affirmer.

« Je n'ai jamais eu connaissance d'aucun cas de mort causé par le choléra, par la variole, ni par la fièvre typhoïde parmi les nombreux ouvriers que j'ai employés depuis 1847, époque à laquelle je me suis établi rue de Bièvre, nº 20.

« C'est dans cette maison que j'habitais lorsque le choléra de 1849 a éclaté et *aucune* personne travaillant dans mes ateliers, ni même aucune habitant la maison n'a été atteinte.

« En 1854 j'habitais le nº 8 et employais alors une trentaine d'ouvriers : personne n'a été atteint parmi eux, et il en a été de même des locataires habitant ma maison, lorsque chaque maison voisine avait 3,4 et même 5 victimes à enregistrer.

« Du reste c'est un fait acquis *pour tous les chaudronniers* que, grâce à leur état, ils peuvent être sans crainte pendant les temps d'épidémies.

« Les chaudronniers jouissent, au contraire, d'une excellente santé et arrivent généralement à un âge avancé, à moins que les boissons et surtout les alcools ne fassent leurs ravages.

« Agréez, monsieur le docteur Burq,...

« CHARLES. »

Pouvons-nous espérer après cela en avoir fini avec la préservation des chaudronniers qui, nous l'avons dit, occupent le sommet de l'échelle, et nous est-il permis de nous flatter que dans cette *chaudronnerie*, si élastique quand on ne la précise point, il ne viendra pas encore quelque émule de M. Bailly nous apporter de quelque coin de la France ou mieux de quelque pays lointain, de Tombouctou peut-être, une statistique de la valeur de celles de MM. Bochefontaine, Ygouf, Honigberger? Autant vaudrait nous flatter qu'après l'impression de ces lignes la terre cessera de tourner.

ENQUÊTES SUR LES OUVRIERS HORLOGERS

DES DÉPARTEMENTS DU HAUT-RHIN ET DU DOUBS

Réponse à M. Mégnin.

Dans la séance du 19 janvier de la Société de biologie, nous terminions notre réponse à M. Bochefontaine en annonçant que, pour nous mettre en garde contre des objections que pourraient nous valoir les observations de fièvre typhoïde faites par le docteur Duperron sur les horlogers de Besançon, nous avions ouvert une enquête sur ceux de Beaucourt et de ses environs et que dans le moment même nous y procédions avec l'aide de MM. Japy frères, qui en occupent plusieurs milliers, et du médecin de leurs importantes usines, M. le docteur Lorber.

L'honorable M. Mégnin, médecin-vétérinaire major de l'armée, demandait aussitôt la parole pour déclarer que le choléra avait, en 1854, exercé de grands ravages à Beaucourt, et que les ouvriers horlogers avaient payé leur tribut à l'épidémie comme tous les autres, il le savait très pertinemment pour les raisons qui suivront. A cela nous répondîmes qu'il se pouvait que les ouvriers horlogers, *pris en bloc*, n'eussent point été plus épargnés à Beaucourt par le choléra qu'ils paraissaient ne l'avoir été par la fièvre typhoïde à Besançon, mais qu'il y avait ici une distinction essentielle à faire entre les ouvriers qui fabriquent la grosse horlogerie, pendules et réveils, qui nécessite le maniement d'une masse relativement considérable de cuivre, et ceux qui ne font que la montre et *à fortiori* seulement les pivots, les pignons, les ressorts, les aiguilles, qui sont toujours en acier et en fer, les verres, etc., ou, en d'autres termes, à séparer les ouvriers réellement plus ou moins cuivreux de ceux qui ne le sont point du tout, ou qui ne sauraient l'être qu'en quantité infinitésimale ainsi que la très grande majorité des horlogers parisiens, par exemple, que nous avons pour cela fait toujours figurer tout au bas de l'échelle de préservation cuprique. Nous ajoutâmes que, du reste, nous apporterions à nos nouvelles recherches tous les soins que méritaient les affirmations de M. Mégnin ; que nous les étendrions même, autant que cela nous serait possible, à d'autres centres de l'horlogerie que Beaucourt, et que les résultats, quels qu'ils fussent, nous viendrions les soumettre à la Société avec notre fidélité habituelle.

S'exprimer de la sorte, ce n'était ni excéder nos droits, ni mettre en suspicion le témoignage de M. Mégnin, et nous devons croire que tel fut aussi l'avis de notre honorable contradicteur puisque après ces paroles l'incident fut clos.

Au bout de deux mois, employés à tenir notre promesse de notre mieux, après une correspondance des plus actives d'abord avec MM. Japy frères et le docteur Lorber, puis avec M. P. Japy cousin, possesseur de l'usine distincte de Berne, où 450 ouvriers en moyenne ne fabriquent que le gros volume, et le médecin de cette usine, le docteur Borne, que nous n'avions pas l'honneur de connaître plus que le docteur Lorber, nous vînmes, dans la séance du 16 février, exposer les faits avec pièces à l'appui. Devant ces faits, qui n'étaient rien moins que d'accord avec ses dires, M. Mégnin n'opposa sur le moment rien autre qu'une protestation. Mais, comme ses fonctions de secrétaire annuel de la Société lui donnent main sur son Bulletin hors séance, dans celui du 22 qui suivit, notre communication parut flanquée de cette épître.

« *A propos du cuivre comme antagoniste du choléra, par M. Mégnin.*

« Comme preuve à l'appui de sa *théorie,* — encore ce mot de théorie qui est ici si peu à sa place, — relative au pouvoir préservatif qu'aurait le cuivre à l'égard du choléra, M. Burq est venu vous apporter *un exemple,* — ce terme, on le verra, est vraiment par trop modeste, — de l'immunité qui aurait été constatée chez les ouvriers horlogers, si nombreux dans le pays de Montbéliard, et particulièrement chez ceux de la maison Japy frères, de Beaucourt, lors de l'épidémie de choléra de 1854.

« Je me suis vivement élevé contre cette *assertion,* — l'exposition d'une enquête n'est point, il nous semble, une assertion, — car, originaire du pays cité par M. Burq, je m'y trouvais précisément au moment même de cette terrible épidémie et j'y remplissais le rôle de suppléant des médecins, dont le nombre était devenu insuffisant, concurremment avec les étudiants de Strasbourg envoyés par la Faculté pour remplir le même rôle, et j'avais vu, *de mes yeux vu,* de nombreux ouvriers horlogers mourir du choléra.

« Ce *témoignage* n'a pas suffi à M. Burq; il est venu avec des statistiques *prétendues officielles,* dressées trente ans après les événements, par des correspondants, certainement très honorables, mais qui, n'étant pas dans le pays au moment de l'épidémie, n'ayant rien vu de leurs yeux, n'ont pu récolter que des *on-dit*, les registres de l'état civil dans les campagnes ne signalant pas les causes de la mort, et désignant seulement la profession du décédé par les termes généraux d'*ouvrier de fabrique*, *cultivateur*, etc. C'est sur ce témoignage, opposé au mien, que M. Burq vient nous dire que *quatre* horlogers, — *cuivreux*, nous l'ajoutons, M. Mégnin ayant omis de le dire, — seulement sont morts à Beaucourt en 1854!

« Puisque mon témoignage a si peu de valeur aux yeux de M. Burq, je veux lui en fournir un autre, qu'il ne récusera pas, celui-là. C'est celui du médecin des épidémies du pays de Montbéliard. »

Arrêtons ici un moment la citation pour répondre sans désemparer sur certains points étranges, et tout d'abord à l'espèce d'infaillibilité personnelle que M. Mégnin semble revendiquer.

La parole de notre honorable contradicteur a certainement une grande valeur, même sur les choses qui ne sont pas de son domaine habituel, et c'est parce que nous le jugions ainsi que nous nous sommes imposé et que nous avons donné à d'autres beaucoup de peine pour faire la lumière sur les horlogers de Beaucourt en particulier.

Mais une affirmation, quelles que puissent être l'honorabilité, la compétence et la bonne foi de son auteur, ne suffit pas, ce nous semble, pour constituer un article de foi, une sorte de *noli me tangere*. Si cela était, si un auteur n'avait point le droit de n'accepter les arguments contraires que sous bénéfice d'inventaire, et si son droit de réponse ne pouvait s'exercer qu'à la condition de ne point éveiller des susceptibilités plus ou moins légitimes, c'en serait fait de la Science qui ne vit que par la controverse, et M. Mégnin n'aurait eu lui-même qu'à s'incliner devant nos affirmations. Or, dans l'espèce, nous avions d'autant plus le droit de suspecter ses souvenirs que lorsque M. Mégnin fit la suppléance médicale dont il a parlé, il sortait de l'École d'Alfort, où l'on n'apprend pas précisément à beaucoup se familiariser avec les maladies qui affectent l'espèce humaine, et qu'il n'avait alors aucune raison de regarder les choses de près, de s'enquérir si les horlogers de Beaucourt étaient frappés par le fléau plus ou moins que les autres, ni, encore moins, de s'informer si ceux qui lui payaient tribut étaient réellement cuivreux ou non. Donc, c'est à tort que M. Mégnin, familier avec les choses de l'armée, a prétendu faire aussi de la hiérarchie dans le domaine de la science et qu'il s'est offusqué de l'exercice de notre droit de contrôle, et ce n'est pas sans raisons valables non plus que nous suspections sa bonne foi? non, mais ses souvenirs lointains.

Pourquoi ensuite ce sans-façon, — avec nous passe encore, — mais vis-à-vis de nos honorables collaborateurs dans les enquêtes de Beaucourt, Badevel, Darle, Berne, etc. ? Pourquoi venir dire que des médecins qui sont chargés des services médicaux les plus importants dans le pays où ils exercent depuis nombre d'années, — le docteur Lorber est établi à Beaucourt depuis 1869, — qui jouissent d'une considération telle que l'un d'eux, le docteur Borne, fait même partie du Conseil général du Doubs, et qui ne sauraient être suspectés de partialité à aucun titre, ont pu remplir à la légère la tâche qui leur avait été confiée et ne pas prendre leurs renseignements aux meilleures sources ; pourquoi les accuser de n'être que les échos de racontars, d'*on-dit*, et appliquer à leurs recherches ces mots malsonnants : « *statistiques soi-disant officielles* » ? Les docteurs Lorber et Borne ont au contraire, on le verra, fait preuve d'un rigorisme impartial, de soins méticuleux à démêler la vérité qui seraient fort à souhaiter chez tous ceux qui font de la critique en chambre ; s'il en eût été autrement, les grands industriels dont ils étaient les mandataires n'auraient certainement pas donné à leurs déclarations l'appui de leur nom. Sans doute, il n'est point toujours facile d'élucider des faits qui remontent à trente années, ce qui n'a point empêché, soit dit en passant, M. Mégnin de faire plus ou moins confiance à son collègue, M. Bochefontaine, parlant de bien plus loin. Mais, si une enquête de cette nature est à peu près impossible pour une ville comme Paris, dans les petites localités elle est relativement facile. Là, tout le monde se connaissant, on peut, en effet, arriver à savoir pertinemment sans trop de peine de quelle maladie est mort tel ou tel, surtout quand il s'agit de choléra, aussi bien que le genre de travail qu'il faisait, alors même que les registres de l'état civil seraient muets sur la profession ou ne porteraient que des indications professionnelles, vagues ; ce qui n'est point le cas, nous le démontrerons, pour ceux de Beaucourt tout au moins.

Puis, est-il bien digne d'un esprit vraiment scientifique et soucieux seulement de la vérité de remettre encore sur le tapis cette malheureuse affaire de Thuillier et de s'exprimer à son sujet comme on le verra dans les lignes qui vont suivre ?...

Ceci dit, nous reprenons la citation au point où nous l'avons laissée.

« M. le docteur Tuefferdt fils, à la suite du choléra de 1854, rédigea un mémoire spécial sur cette affection, et je lis dans ce travail, page 10 :

« Si l'on en croit un praticien de Paris, qui fait grand bruit de « la métallothérapie, les personnes qui travaillent le cuivre joui- « raient d'une incontestable immunité. Mais cette illusion n'était « pas possible dans le pays où nous avons vu succomber *des ou- « vriers qui passaient leur vie dans une fabrique d'horlogerie à « Montbéliard,* — le lecteur est invité d'ores et déjà à retenir les « mots que nous avons soulignés, — et le nombre de ceux qui « ont été frappés dans des conditions analogues à Beaucourt « (Haut-Rhin) a été fort grand. »

« Ce mémoire date de 1854! Ne dirait-on pas qu'il est écrit d'hier?

« La malheureuse expérience de Thuillier aurait dû clore tout débat sur le prétendu rôle préservatif du cuivre vis-à-vis du choléra, mais puisqu'on, — pourquoi ce mot *on?* notre nom n'est pas cependant bien long à écrire, — persiste à nous en parler, je veux encore citer les lignes suivantes, qu'on lit à la page 262 du dernier numéro paru de la *Revue d'Hygiène,* de M. Vallin (n° 3, mars 1884) :

« Dans une lettre que M. le docteur Chaumery, notre médecin sanitaire à Alexandrie, nous écrivait dernièrement, nous croyons devoir relever le passage suivant qui a trait au prétendu antagonisme entre le cuivre et le choléra.

« En lisant avec intérêt, dans le n° 9 de la *Revue d'Hygiène,* le « passage relatif au rôle préservatif du cuivre vis-à-vis du choléra, « je me proposai de me livrer au Caire à une petite enquête à ce « sujet et de vous en transmettre le résultat.

« Il y a au Caire, comme à Constantinople, mais sur un plan plus « réduit, une toute petite ville dans la grande, qui s'appelle le « Khan-Khabil, ou plus vulgairement le bazar : là, dans des « ruelles plus ou moins étroites, qui s'enchevêtrent les unes dans « les autres, existent des dépôts de toute sorte de marchandises « et des ateliers où tous les corps de métiers sont représentés. « Une de ces ruelles est occupée exclusivement par les ouvriers « qui travaillent le cuivre et qui, comme leurs confrères de Damas « et de la Perse, burinent et cisèlent ces plateaux, ces aiguières, « ces vases de cuivre si en vogue à Paris depuis quelque temps.

« Je connaissais un Persan qui est le chef d'un de ces principaux « ateliers et qui possède les meilleurs ouvriers en cuivre du bazar. « Je me rendis à son magasin dès que j'eus quelques heures à dé- « penser, et, pour amorcer la causerie, je marchandai un plateau, « dont il me demanda d'abord des sommes folles et qu'il finit par « me laisser à 25 francs. Pendant ces pourparlers j'eus le temps

« de le questionner et d'apprendre qu'un assez grand nombre d'ou-
« vriers qui travaillaient le cuivre avaient été frappés par le cho-
« léra, soit chez lui, soit chez ses voisins : « Dans cette boutique,
« me disait-il, le patron est mort ainsi que deux ouvriers; dans
« cette autre, trois sont morts sur cinq; moi-même j'ai perdu mon
« meilleur artiste, un Persan, qui n'avait pas son pareil dans tout
« le Caire, et le plateau que je viens de te donner est le dernier
« sorti de ses mains. »

« En somme, tous renseignements recueillis avec le plus d'exac-
« titude possible, j'ai pu m'assurer que sur 3 à 400 ouvriers qui
« travaillent le cuivre au Khan-Khabil, une trentaine avaient eu le
« choléra et que treize ou quatorze en étaient morts. Ici donc le
« cuivre n'a pas eu d'action préventive. Je vous livre mon obser-
« vation sans commentaires, car jusqu'à présent, dans la bataille
« que se livrent les partisans et les adversaires du cuivre, chaque
« parti n'a eu qu'à enterrer ses morts. »

(Extrait du *Bulletin du 22 février*.)

Ainsi donc, si nous laissons de côté le cas de Thuillier sur lequel nous nous sommes suffisamment expliqué plus haut pour n'avoir point à faire autre chose ici que de protester encore énergiquement contre ces paroles : « *La malheureuse expérience de Thuillier aurait dû clore tout débat contre le prétendu rôle préservatif du cuivre vis-à-vis du choléra* », les assertions de M. Mégnin se réduisent à ces trois points :

« 1° Le nombre des horlogers frappés à Beaucourt en 1854 par le choléra a été fort grand, le docteur Tuefferdt est d'accord pour l'attester ;

« 2° Le docteur Tuefferdt a vu dans la même épidémie succomber aussi à Montbéliard des ouvriers *qui passaient leur vie dans* une fabrique d'horlogerie ;

« 3° Au Caire, sur 3 à 400 ouvriers qui travaillent le cuivre au Khan-Khabil une trentaine ont eu, l'année dernière, le choléra et treize ou quatorze en sont morts. »

Donnons maintenant la parole aux docteurs Lorber et Borne, plus à un troisième, le propre fils du docteur Tuefferdt.

ENQUÊTE DU DOCTEUR LORBER.

L'enquête faite à Beaucourt et dans ses environs par M. le docteur Lorber est un travail modèle à tous les points de vue. Précision dans les faits, sagesse dans leur appréciation, critiques judicieuses, sobriété du style, etc., rien n'y manque, on va le voir.

Dans une première lettre, en date du 31 janvier, notre distingué confrère nous écrivait :

« MM. Japy frères et Cie m'ont remis, il y a trois jours, la lettre que vous leur avez écrite le 25 courant et m'ont prié de vous donner, si faire se pouvait, les renseignements demandés. J'ai recueilli mes souvenirs personnels, qui datent de 1869, et j'ai interrogé de plus anciens que moi, contemporains à Beaucourt de l'épidémie cholérique de 1854; mais il m'a été impossible de me procurer le chiffre exact des ouvriers employés à l'usine en 1854. Ce chiffre n'aurait pas d'ailleurs appris grand'chose, car le travail de la fabrique est très varié et comprend des ouvriers de presque tous les métiers. Il ne faut pas oublier, en effet, que MM. Japy, fabriquent des montres, pendules, serrures, vis, boulons, casseroles, cuillers, chaises et tables de jardin, machines agricoles, etc. Encore, dans les horlogers, y a-t-il des distinctions à faire. Certainement ceux qui travaillent à l'intérieur de l'usine aux machines-outils, qui servent à façonner en gros les pièces d'horlogerie, peuvent être considérés comme soumis à l'influence cuprique; mais les *établisseurs* et *finisseurs* qui, pour la plupart, vont chercher leur travail à l'usine, le font chez eux et rapportent ensuite les pièces finies, peuvent-ils être réellement bénéficiaires de l'immunité cuprique? Ce sont des ouvriers qui manient trois ou quatre douzaines de petites roues par jour, les polissent ou les mettent en équilibre, etc. Parmi ces derniers beaucoup ne manient jamais la lime...

« Je réponds maintenant par ordre à vos questions.

« 1° Choléra. — Il n'a sévi à Beaucourt qu'une seule fois, en 1854, du 4 août au 16 novembre; vous trouverez un extrait ci-joint du registre des décès, contenant les noms, l'âge, la profession et le domicile des décédés au nombre de 190. — M. Lorber dit seulement 188, mais il s'est trompé de 2 dans son addition.

« Sur les 190 décès, quelques-uns n'ont pas été dus au choléra; mais vous aurez une certaine approximation quand vous saurez qu'actuellement, sur une population de 4,300 âmes, il y a eu environ 18 décès dans le trimestre d'août à novembre, tandis qu'en 1854 la population n'était que de 2,400 âmes.

« La maladie a surtout atteint les âges extrêmes; elle a fait des ravages épouvantables dans certaines maisons (17 dans la maison Duret, et 18 dans la maison Ferciol).

« 11 horlogers seulement ont succombé; ce chiffre me paraît minime d'après le rapport existant actuellement entre le nombre des horlogers et les autres ouvriers. D'un autre côté, il est possible aussi que parmi ceux qui sont mentionnés comme *ouvriers de fabrique*, un certain nombre manipulaient le cuivre.

« Le docteur Muston, qui exerçait à Beaucourt en 1854, donne le nombre de 222 comme chiffre des décès cholériques pour Beaucourt et les communes voisines, communes dans lesquelles la moitié de la population adulte travaille pour ou dans les usines de MM. Japy et Cie.

« 2° FIÈVRE THYPHOIDE. — Elle est relativement rare à Beaucourt et sévit toujours par quartiers ou même par maisons et paraît toujours due à la contamination des eaux potables; car j'ai toujours réussi à enrayer les épidémies en faisant prohiber l'usage des puits ou des fontaines suspectes. Il n'y a eu, du reste, d'épidémie sérieuse qu'en 1877; 88 cas, dont le premier à la fin d'août, le dernier a débuté le 2 octobre. L'épidémie a éclaté à la suite d'un incendie dans la partie basse de la ville, incendie pour l'extinction duquel on avait pompé pendant toute la nuit l'eau des puits. Il est probable que cet appel insolite d'eau a provoqué des infiltrations putrides.

« En moyenne, il n'y a pas plus de 8 cas de fièvre typhoïde par an; j'en ai observé chez des horlogers, — non cuivreux, on le verra plus loin par une lettre du 7 mars, — mais en petit nombre.

« 3° VARIOLE. — Je n'ai plus vu de variole depuis 1871, à la suite de la guerre. Il y en a eu une vingtaine de cas, presque tous chez des cultivateurs; je ne me rappelle pas avoir soigné un horloger.

« 4° COLIQUE DE CUIVRE. — Elle n'existe pas à Beaucourt. Je n'en ai jamais eu un seul cas.

« 5° ROUGEOLE ET SCARLATINE. — Elles reviennent à peu près tous les trois ou quatre ans et n'atteignent guère que les enfants, parce qu'en raison de la fréquence des épidémies, presque tous les adultes ont été déjà atteints.

« Quant à la DIPHTHÉRIE, je n'en ai plus vu depuis 1873.

« Aujourd'hui les usines occupent 1,827 ouvriers (internes et externes, c'est-à-dire travaillant chez eux), savoir :

Petite horlogerie.	935	Ouvriers en cuivre : 1,295
Pendulerie.	312	
Fondeurs de laiton. . . . . ,	48	
Fondeurs de fer..	105	
Mécaniciens	98	
Quincailliers et découpeurs	142	
Serruriers.	72	
Forgerons.	15	
Pompes.	24	
Menuisiers, charpentiers et maçons.	26	
TOTAL	1,747	

« Les ouvriers demeurent à Beaucourt et dans les villages voisins. »

Venait ensuite un tableau statistique *très précis* de tous les décès qui eurent lieu, en août, septembre et octobre 1854, à Beaucourt dont voici un extrait :

DÉCÈS	
49 de 0 à 5 ans;	
38 de 5 à 15 ans;	
61 de 15 à 50 ans. . . .	29 hommes et 32 femmes.
42 de 50 ans et au-dessus.	21 — et 21 —
190	50 hommes et 53 femmes.

Profession des hommes, à partir de 15 ans.

11 horlogers (1, Ridy, âgé de 71 ans);
10 ouvriers de fabrique;
3 mécaniciens et 1 tourneur sur métaux âgé de 73 ans;
5 journaliers.

Les autres décédés appartenaient tous à des corps d'état qui n'ont rien à faire avec l'horlogerie, ou étaient des rentiers. La statistique ne mentionne que 1 cultivateur.

Profession des femmes, à partir de 15 ans.

3 horlogères;
10 ouvrières de fabrique;
3 taraudeuses de vis en fer;
3 journalières.

Toutes les autres étaient des ménagères ou des rentières.
Il y a, de plus, 1 couturière, 3 cultivatrices et 1 indigente.

Ayant fait observer qu'il était indispensable de préciser ce que faisaient au juste les horlogers et horlogères, les ouvriers et ouvrières de fabrique, le docteur Lorber voulut bien faire le nécessaire et, le 14 février, il nous écrivait la lettre suivante :

« Beaucourt, 14 février 1884.

« Je viens vous donner aujourd'hui le résultat d'une enquête complémentaire aussi rigoureuse que possible; mes recherches ont porté non seulement sur les horlogers, mais encore sur tous ceux qui étaient notés comme ouvriers de fabrique et qui, par conséquent, auraient pu séjourner dans un milieu rempli de poussières de cuivre.

« Il y a eu 5 décès authentiques de cuivreux; ce sont ceux de :

« 1° Ridy (Jean-Pierre), 47 ans, repasseur	d'ébauches de	montre ;
« 2° Bouteiller (Frédéric), 17 ans,	id.	id.
« 3° Chatelin (Cyprien), 29 ans,	id.	id.
« 4° Bernard (Constant), 25 ans,	id.	id.
« 5° Echer (Édouard), 39 ans,	id.	id.

« Vous pouvez faire des réserves pour Ridy qui était un buveur, et Bouteiller qui n'était occupé à l'atelier que depuis quelques mois.

« Les autres personnes, figurant sur le registre des décès comme horlogers, étaient des *pivoteurs* ou bien des femmes qui ne travaillaient que d'une manière très intermittente. Le vieux Ridy (71 ans) ne travaillait plus.

« A Darles, il y a eu six décès cholériques, mais pas un horloger n'a été atteint.

« A Vaudoncourt, rien.

« A Badevel et à Dampierre, il n'y a eu que des cas sporadiques n'intéressant pas les horlogers.

« La fonderie de laiton n'existe à Beaucourt que depuis deux ans; auparavant MM. Japy vendaient les rognures et limailles de laiton...

« En résumé, si l'on tient compte du rapport du chiffre de la population horlogère à celui de la population, *il est incontestable que dans notre rayon les horlogers ont été relativement épargnés par le choléra.* »

« Beaucourt, 24 février 1884.

« Les ébauches que repassaient les cinq horlogers dont je vous ai donné les noms *étaient des roues de montre.*

« Voici comment se répartissent actuellement les horlogers et la population des communes dont je vous ai parlé; les chiffres des habitants sont ceux du dernier recensement, ceux des ouvriers m'ont été donnés par le bureau de la fabrique de Beaucourt, et par M. H. Japy, gérant de l'usine de Badevel.

	Habitants.	Grosse horlogerie.	Petite horlogerie.
Beaucourt.	4,505	273 ouvriers.	853 ouvriers.
Darle.	953	19 —	57 —
Vaudoncourt. . . .	695	9 —	40 —
Dampierre.	1,364	7 —	21 —
Badevel.	965	430 —	0 —
		738 ouvriers.	971 ouvriers.

« Les communes ci-dessus sont, de plus, habitées par des ouvriers qui travaillent pour des usines autres que celles de MM. Japy.»

« Beaucourt, 7 mars 1884.

« Comme je vous l'ai écrit dans ma première lettre, la fièvre typhoïde est relativement rare à Beaucourt et m'a paru toujours avoir une origine aquatique. Si j'en crois l'ouvrage du docteur Muston (*Histoire d'un village*), la dothinentérie aurait été assez fréquente de 1846 à 1854, époque à laquelle la population n'était que de 1,500 à 1,800 âmes.

« Dans l'épidémie de 1877 il y a eu deux décès, un employé de bureau et une horlogère qui polissait chez elle à ses moments perdus des barillets de laiton; *les autres horlogers atteints ne pouvaient pas être considérés comme des cuivreux;* ils n'ont eu, du reste, pour la plupart, que des fièvres muqueuses.

« La dernière épidémie a eu lieu en juin dernier, près de l'abattoir; il y a eu six malades, dont un décès (employé de bureau).

« Quant au charbon, je n'en jamais eu. Je n'ai jamais vu la suette à Beaucourt.

« Si vous considérez la tuberculose comme une affection infectieuse (*bacilles*), je puis vous affirmer que le cuivre ne confère aucune immunité, car c'est la maladie dominante des horlogers (avec l'alcoolisme). »

« Beaucourt, 18 avril 1884.

« L'opinion pure et simple de M. Mégnin, basée sur des souvenirs vagues, m'a paru un peu risquée. Je ne veux pas mettre en doute sa compétence, ni commencer une polémique dans laquelle un vulgaire praticien de campagne, qui n'est membre d'aucune Société savante, etc., etc., aurait forcément le dessous, quelle que soit d'ailleurs sa compétence; mais je maintiens l'exactitude de mon enquête faite auprès des membres de la famille des décédés. Je suis un témoin posthume, c'est vrai, mais je tiens de ma compétence locale et de mon expérience professionnelle une autorité que M. Mégnin ne saurait contester.

« Dr Lorber. »

En résumé, si nous ne considérons, pour le moment, que Beaucourt, nous voyons que la mortalité cholérique, défalcation faite de 8 décès probables par d'autres maladies, a porté sur 180 individus, soit à peu près 1 mort par 13 habitants, ceux-ci n'étant en 1854 que 2,400. Actuellement, les horlogers forment le quart de la population. A supposer que la proportion fût la même en 1854, la mortalité des horlogers aurait donc dû s'élever à 2,400 : 4 : 13=46. Or, pas un appartenant à la grosse horlogerie ne fut atteint, et succombèrent seulement 5 horlogers qui faisaient exclusivement la montre, mais cuivreux à un certain degré parce qu'ils travaillaient en nombre dans le même atelier avec d'autres ouvriers de la même partie!

Voilà donc déjà à quoi se réduit la nuée des ouvriers horlogers qui, d'après MM. Mégnin et Tuefferdt père, auraient succombé à Beaucourt pendant l'épidémie de 1854.

Tout à l'heure un document irréfutable montrera que les assertions de ces mêmes auteurs, relatives aux horlogers de Montbéliard, sont encore moins fondées.

ENQUÊTE DU DOCTEUR BORNE

Pendant que le docteur Lorber faisait la lumière sur Beaucourt, M. le docteur Borne était invité par M. P. Japy à en faire autant pour l'usine de Berne et de ses environs, et voici ce que nous apprenions à la suite, le 24 mars.

« Hérimoncourt est un centre industriel de 5,800 habitants, à 12 kilomètres de Montbéliard. Le vallon, dit Hérimoncourt, a une étendue de 7 kilomètres et comprend quatre centres ou villages principaux : Seloncourt (2,400 habitants), Hérimoncourt-Meslière (600 habitants) et Glay (600 habitants) que l'on rencontre successivement en remontant la vallée.

« En 1854, la population était à peu près équivalente aux 3/5 sus énoncés. C'est cette année-là qu'une épidémie de choléra et de suette ravagea le pays. Le foyer principal fut à Meslières, qui perdit 26 habitants sur une population de 300. Glay eut quelques cas de mort. Hérimoncourt en eut quatre, dont deux par suite de suette, — 2 femmes, le curé et 1 vieillard.

« Le groupe ouvrier, aujourd'hui de 900, alors de 150 à 200, ne perdit pas un homme.

« A Seloncourt, la population est en bonne moitié horlogère. Cette commune comprend la section de Berne qui constitue le groupe ouvrier très important de la maison L.-E.-P. Japy, maison qui de très longue date fabrique le gros volume.

« *Il n'y eut aucun cas de choléra ni de suette dans ce groupe ouvrier.*

« A Seloncourt (village), l'épidémie frappa plus de 200 personnes, — c'était surtout la suette et le choléra *plutôt sous forme de cholérine.* Il n'y eut que six cas de mort. La fièvre typhoïde eut également un règne extraordinaire cette année-là.

« En 1882-1883, j'ai pu suivre l'évolution d'une épidémie de fièvre typhoïde de Seloncourt à Meslières. Il y eut une trentaine de personnes atteintes.

« A Meslières, 2 enfants.

« A Hérimoncourt, une vingtaine de cas, — des jeunes filles surtout, des femmes et des enfants.

« A Seloncourt, 2 cas très graves chez deux hommes, dont un mort.

« A Berne, 6 cas, — 1 femme, 3 enfants et 2 ouvriers. — *Ces cas, tous sérieux, se rencontrèrent tous dans des familles où l'on ne travaille pas le laiton*; les deux ouvriers décédés étaient des pivoteurs, c'est-à-dire nullement imprégnés de substance cuprique. L'un d'eux, âgé de 38 ans, mourut, et l'autre est à peine remis au bout de dix-huit mois.

« L'épidémie en question fut suffisamment accentuée pour qu'elle eût pu sévir sur tous les ouvriers indistinctement.

« On peut donc très bien admettre que l'opportunité morbide, que la prédisposition à l'empoisonnement fut très différente suivant les sujets, et *je serais très disposé à faire jouer un rôle très important à l'influence de l'imprégnation cuprique dans cette non-réceptivité des ouvriers (voire même de leur milieu, de leurs familles) qui travaillent le laiton.*

« Cette remarque et cette opinion ne sont applicables qu'au groupe de Berne; car à Hérimoncourt nos ateliers ne traitent que les articles de quincaillerie.

« Hérimoncourt, 23 mars 1884.

« Dr Borne. »

Voilà comment se sont exprimés les docteurs Lorber et Borne, voilà en quels termes précis ces deux confrères, aussi distingués qu'*honorables,* ont témoigné, après enquêtes sévères, de faits que M. Mégnin s'était contenté, lui, de voir comme à travers un trou de serrure ; et voilà les assertions que M. Mégnin n'a pas craint de qualifier de « *on dit, de statistiques soi-disant officielles* »!...

ENQUÊTE SUR MONTBÉLIARD

Les recherches ont présenté ici certaines difficultés. Il y a même des points qui ne sont pas encore élucidés, mais les résultats obtenus à cette heure sont suffisants pour montrer que l'honorable M. Tuefferdt père, « très honorable et très distingué praticien, travailleur, *mais un peu exclusif* », — renseignement confidentiel, — avait à Montbéliard, comme à Beaucourt, moins bien vu les choses qu'il ne les eût sans doute vues, si, un peu trop de son temps, il n'eût point partagé les préventions de tant d'autres contre la métallothérapie et tout ce qui pouvait en dériver.

Deux lettres de la maison Roux, la plus importante de Montbéliard pour l'horlogerie, nous disaient, la première à la date du 29 avril, et la deuxième à celle du 3 mai :

« *Depuis* 1854, *il n'y a eu à Montbéliard, à notre souvenir, ni choléra, ni variole, ni fièvre thyphoïde à l'état épidémique*, sauf pendant la guerre. Mais à ce moment-là les fabriques d'horlogerie était arrêtées, — chômage comme à Villedieu au même moment.

« Nous fabriquons la grosse horlogerie depuis 1827. Nous employons, *en atelier,* 200 ouvriers environ.

« Il y a aussi à Montbéliard une autre fabrique de gros volume, qui occupe également environ 200 ouvriers (MM. L. Marti et Cie), plus une fabrique de petit volume qui en occupe 150 (MM. Parrot et Cie).

« A côté de cela on peut compter une dizaine de petits ateliers occupant 4 à 6 ouvriers.

« Le reste de la population horlogère travaille en chambre, elle se monte à 3 ou 400 ouvriers en tout. Nous ne parlons, bien entendu, que de Montbéliard-Ville.

« Nous ne pouvons vous donner les renseignements que vous demandez relativement à ce qui s'est passé en 1854, soit chez nous, soit dans les autres fabriques d'horlogerie ; les personnes qui étaient à la tête de la maison A. Roux et Cie étant décédées.

« A. ROUX. »

Le 11 mai, le maire de Montbéliard, M. Goguel, saisi de la demande que nous avions d'abord adressée à M. Roux, nous écrivait :

« J'ai communiqué votre lettre à deux de vos confrères de notre ville qui, après renseignements recueillis, vous satisferont dans la limite du possible. »

Le 27 mai, M. le docteur Beurnier, successeur de M. Goguel, confirmait la lettre de son honorable prédécesseur en ces termes :

« J'ai remis votre lettre à M. le docteur Tuefferdt fils, médecin des épidémies de notre ville, qui recherche les documents nécessaires à l'effet de vous éclairer sur l'épidémie de choléra qui a sévi à Montbéliard en 1854. »

Le 30 mai, M. Tuefferdt, pour calmer notre impatience, nous adressait cette première réponse.

ENQUÊTE DE M. LE DOCTEUR TUEFFERDT.

« L'épidémie de choléra de 1854 a sévi, en outre, dans les communes horlogères suivantes : Sainte-Suzanne, Courcelles, Dung, Béthencourt, Grand, Cherment, Vieux-Cherment, Nommay, Tiencourt et Etupes. Aucun des médecins existant à cette époque ne vit aujourd'hui, et la plupart des témoins, non médecins, de cette épidémie ont eux-mêmes disparu. L'état civil existe, il est vrai, mais il n'y a pas de certificat médical de décès, de sorte que chaque acte de décès exige une enquête minutieuse portant non seulement sur le genre de maladie, mais encore sur les occupations du défunt...

« Tous les horlogers de Montbéliard et des villages environnants travaillaient, en 1854, dans de grandes usines ou de petits ateliers dépendant des usines, mais placés en dehors d'elles. Une usine occupant 400 ouvriers ne comporte que 40 repasseurs ou limeurs de platines, qui seuls sont susceptibles de devenir cuivreux. Et encore n'emploient-ils que de grosses limes, donnant une poussière lourde, qui retombe autour d'eux, et n'est pas en suspension dans l'atmosphère. Sur les 40 repasseurs employés dans l'usine qui me sert de type, *trois* seulement ont les cheveux verts et peuvent être qualifiés de *cuivreux*...

« Jusqu'à présent, mes recherches sur la mortalité des horlogers n'ont pu porter que sur Montbéliard et Béthencourt. Un grand mois, peut-être plus, serait nécessaire pour les compléter.

« L'épidémie a débuté à Montbéliard le 10 août; la dernière

des 69 victimes a succombé le 27 novembre. Trois ouvriers horlogers sont morts, savoir :

« 1° Femme Breuleur, 34 ans, polisseuse de pièces d'acier, à l'usine de la Prairie;

« 2° Bruot (Sophie), 17 ans, travaillant à la même usine. On croit qu'elle emballait les mouvements, mais on ne peut l'affirmer d'une façon positive;

« 3° Prenel, 36 ans, faiseur de vis d'acier à la même usine. La machine était placée dans une salle où se lime du cuivre, mais il ne travaillait que l'acier.

« La commune de Béthencourt était habitée en 1854 par 900 personnes, dont 300 environ travaillaient dans des fabriques d'horlogerie. Nous avons relevé 50 décès dus au choléra, du 9 octobre au 19 novembre 1854.

« Parmi les ouvriers décédés, nous n'avons trouvé que :

« 1° Rigoulot (Jean), 44 ans, ouvrier de fabrique à l'usine de grosse horlogerie de la Prairie, manœuvre sans travail spécial, employé surtout dans les cours;

« 2° Poisot (Marie), 16 ans, polisseuse d'acier à la fabrique Marti (grosse horlogerie).

« Ainsi donc, dans les deux communes, dont la population était de 7,000 âmes à cette époque, et où deux usines de grosse horlogerie réunissaient 1,000 ouvriers, il n'y a eu que cinq décès d'ouvriers en horlogerie et aucun des cinq ne travaillait le cuivre.

« Je tiens à votre disposition les listes complètes où sont consignés les résultats de mes recherches.

« Voilà, très honoré confrère, tout ce qu'il m'a été permis de faire jusqu'à ce jour.

« Croyez aux sentiments de parfaite confraternité de votre dévoué

« Dr Frédéric Tuefferdt. »

« Montbéliard, 30 mai 1884. »

Nous avions espéré d'autres renseignements; mais le temps aura probablement manqué à M. le docteur Tuefferdt, pour les recueillir. Heureusement que sa lettre du 30 mai, qui fait à notre confrère le plus grand honneur, puisqu'il n'a pas craint d'y dire la vérité au détriment de son respectable père, suffit pour achever de faire la lumière ici comme sur toutes les choses qui précèdent.

En résumé, des enquêtes sévères faites sur les lieux par trois médecins, les docteurs Lorber, Borne et Tuefferdt (Frédéric), ayant toute compétence et possédant tous les moyens d'action voulus pour les mener à bonne fin, ont établi sans conteste ce qui suit :

1° *Le choléra* a sévi très violemment en 1854 dans le Haut-Rhin et dans le Doubs, où l'industrie de l'horlogerie tient une si grande place ; la population de Beaucourt, entre autres, fut presque littéralement décimée par le fléau, mais il ne mourut *aucun cuivreux*, dans la grosse horlogerie, ni à Beaucourt, ni à Badevel, ni à Darles, ni à Dampierre, ni à Montbéliard, ni à Béthencourt, ni à Berne, et Beaucourt, *seul*, perdit cinq ouvriers qui ne faisaient que la montre, dont un ne travaillait que depuis quelques mois.

2° *La fièvre typhoïde* n'a fait dans toutes les localités sus-désignées, sauf Montbéliard et Béthencourt, qui n'ont point été enquêtés au point de vue de cette affection, ni de celles qui vont suivre, qu'un seule victime parmi ces ouvriers, une horlogère « qui polissait chez elle à ses moments perdus des barillets de laiton ».

3° *La variole* s'est comportée de même que la fièvre typhoïde sur les horlogers *cuivreux*, d'après les observations des docteurs Lorber et Borne. Le docteur Tuefferdt est muet à son sujet, mais M. Roux, chef d'une maison d'horlogerie de Montbéliard, qui occupe environ 200 ouvriers, déclare que la variole n'y a régné épidémiquement que pendant la guerre, alors que l'industrie de l'horlogerie se trouvait complètement arrêtée.

4° *La diphtérie* n'a jamais été observée par le docteur Lorber depuis quatorze ans qu'il exerce à Beaucourt.

5° *Le charbon*, le docteur Lorber n'en a jamais vu non plus.

En voilà assez, ce nous semble, pour répondre victorieusement aux assertions, fondées sur de vagues souvenirs, de M. Mégnin, et réfuter celles de même nature du docteur Tuefferdt père, relatives aussi à Beaucourt. Quant à cette allégation du même auteur : « Nous avons vu succomber des ouvriers qui *passaient leur vie* dans une fabrique d'horlogerie à Montbéliard », qui témoignait déjà si bien ou que le docteur Tuefferdt ne connaissait pas la question, ou que, par trop prévenu contre la métallothérapie, il avait trop cédé au désir de lui faire pièce, qu'en reste-t-il après cette déclaration de M. Tuefferdt fils, *après enquête*, que sur 66 décès cholériques qui eurent lieu à Montbéliard, il n'y en eut aucun même pour les ouvriers horlogers qui ne faisaient que la montre ?

Restait à vider l'affaire des nombreuses victimes que le choléra aurait faites, l'an dernier, au Caire, dans le bazar du Khan-Khabil.

Nous nous étions bien promis d'en rester pour les chaudronniers sur la lettre de M. Charles, rapportée page 141, et de ne plus nous livrer à leur égard à des courses folles; mais ce n'était là que serment d'ivrogne. Aussi, à peine M. Mégnin nous avait-il informé de la *bonne nouvelle* envoyée d'Alexandrie par le docteur Chaumery à la *Revue d'Hygiène*, qui, — on en verra dans un moment un joli exemple, — s'est montrée particulièrement friande des aubaines de cette nature, par tradition sans doute, car ce journal est l'organe attitré du Comité consultatif d'hygiène qui toujours se montra si hostile à la préservation cuprique, que le naturel reprenant le dessus, nous mettions à profit quelques relations, que nous avons aussi du côté de l'Égypte, pour faire parvenir au docteur Darogagna-Bey, qui exerce au Caire, une demande d'enquête. Outre l'intérêt qu'il pouvait y avoir à éclaircir les faits relevés par un des lieutenants de M. Fauvel, qui personnellement jamais non plus ne montra un grand enthousiasme pour nos recherches sur l'immunité cuprique, il ne nous déplaisait point de nous assurer si le marchand, qui les avait révélés par-dessus le marché du plat en cuivre acheté par notre honorable confrère, n'était pas doublé d'un de ces *fumistes*, comme il en pullule tant en Orient sous le nom de *Fakirs*. Nous avions d'autant plus le droit de flairer ici une mystification, sinon une méprise plus ou moins voulue par des opinions préconçues, que, comme nous l'avons établi plus haut, M. Tedesco à Constantinople, le R. P. Damiens à Bagdad, et M. Maroc au Caire, précisément dans ce même bazar des chaudronniers, avaient fait des observations diamétralement opposées. A supposer, d'ailleurs, que la bonne foi du docteur Chaumery n'eût point été surprise, il était indispensable de faire ce à quoi ne paraît avoir nullement songé notre distingué confrère, savoir : de s'informer si, contre toute probabilité, les ouvriers chaudronniers véritables, et non les simples manœuvres ou marchands, qui avaient été réellément frappés par le fléau, n'avaient pas été, comme les sourdins, en 1870-1871, et les horlogers du Doubs et du Haut-Rhin, à la même époque, mis en chômage d'abord par la révolte d'Arabi, puis par la guerre des Anglais qui avaient précédé de si près l'épidémie, et, partant, si les faits signalés par le docteur Chaumery n'avaient pas précisément une signification tout autre que celle qu'il leur attribuait.

Nous avons donc posé des questions à l'effet surtout d'être fixé sur ce point capital, mais que M. Chaumery, croyant de la préservation cuprique aussi peu fervent sans doute que son chef hiérarchique, n'avait aucune raison d'élucider. Malheureusement, au moment de livrer à l'impression cette dernière feuille, le docteur Darogagna-Bey ne nous a point encore fait la réponse qu'il nous avait promise. Mais, si nous n'avons, quant à présent, rien de pertinent à opposer aux faits envoyés d'Égypte si à propos pour réchauffer le zèle des *anti-cupristes*, il nous reste du moins la ressource de procéder ici par voie d'induction, nous voulons dire de montrer par un nouvel exemple typique combien sont trop souvent controuvés les faits qui semblaient les mieux assis, et combien il est difficile de faire sur eux la lumière en face d'esprits égarés par la passion ou par des idées préconçues.

Dans le numéro de septembre dernier, la *Revue d'Hygiène*, après avoir fait une grande place à la diatribe du docteur Bailly, s'exprimait ainsi :

« Quelques jours plus tard (après la lecture de M. Bailly), à Paris, M. Révillout voyait succomber entre ses mains, avec les symptômes les plus marqués du choléra, un ouvrier tellement imprégné de cuivre que le malade attribuait tous les accidents à l'empoisonnement par ce métal.

« Ces faits ont paru à quelques-uns être écrasants contre la doctrine que soutient le docteur Burq.

« Dr VALLIN,
« *Rédacteur en chef, secrétaire du Comité*
« *consultatif d'hygiène.* »

Le fait dont parle la *Revue d'hygiène* s'était passé rue Vaneau. Le docteur Révillout, à peine en sa possession, avait mis un rare empressement à le colporter, et il s'était fait un devoir malicieux de nous donner, au Secrétariat de l'Académie, la primeur d'une lettre où il le démontrait et le détaillait longuement à M. le baron Larrey.

« Vous êtes-vous assuré, dîmes-nous à notre savant confrère, si votre malade avait dit vrai ; avez-vous fait une enquête à l'atelier où il travaillait ?

« — Non, cela m'a paru inutile ; ses déclarations ont été trop formelles. »

Nous ripostâmes : « Eh bien ! puisqu'il en est ainsi, je la ferai, moi, cette enquête, cher confrère, et peut-être vous démontrerai-je que vous vous êtes un peu trop hâté de proclamer que le cuivre s'est trouvé mis en échec chez votre malade. »

Dès le lendemain, nous nous mettions en route. Informé que le cholérique de la rue Vaneau travaillait, rue d'Assas, chez le mécanicien bien connu M. Marinoni, nous nous rendions chez ce grand industriel, et son propre fils, qui est à la tête des ateliers, nous apprenait que le décédé était un pauvre ouvrier malingre, gardé par commisération, et que *jamais, jamais*, il n'avait travaillé du cuivre. Et, comme nous hésitions devant cette stupéfiante déclaration, M. Marinoni fit appeler le contre-maître sous la direction duquel était X..., et l'un et l'autre nous conduisirent à la place même qu'il avait occupée jusqu'au dernier jour, place au rez-de-chaussée encore vide à ce moment, et nous firent voir et toucher les pièces *exclusivement en fer*, des espèces de tringles à boulon, qu'il faisait et avait toujours faites et dont un certain nombre étaient encore inachevées. Puis, ces deux messieurs ajoutèrent : « Dans cette partie de nos ateliers, personne ne travaille le fer — il nous suffit de regarder tout autour pour être certain qu'il en était réellement ainsi, — les tourneurs et limeurs en cuivre sont à part, dans l'étage au-dessus ; » et M. Marinoni nous y fit monter afin qu'ici encore nous pussions dire : « *J'ai vu.* »

Aussitôt nous fîmes part des résultats de l'enquête à divers confrères ; nous les signalâmes même par lettre à M. Larrey, et si quelque chose a le droit de nous étonner, c'est que le docteur Révillout, qui, bien entendu, en avait été avisé le premier et dut s'assurer à bonne source qu'ils étaient exacts, puisqu'il ne parla point de sa trouvaille dans la *Gazette des Hôpitaux* où nous l'attendions, ait laissé dire ici la *Revue d'Hygiène*, le *Journal d'Hygiène*, la *Gazette hebdomadaire*, etc., sans faire aucune rectification.

Ainsi donc, voilà un homme qui meurt du choléra, non pas en Égypte, non pas même en France dans quelque département lointain, mais au centre de Paris, à quelques pas de l'Académie, après avoir travaillé dans un atelier où rien n'était plus facile pour tous que de savoir au juste ce qu'il y faisait ; et cet homme, qui n'avait jamais tourné ou limé que du fer, aussitôt on en fait sans vergogne un ouvrier en cuivre émérite, et des journaux graves se complaisent à citer son cas comme un exemple écrasant pour notre doctrine ! Comment alors accepter les yeux fermés ces faits contradictoires qui viennent de loin et ne pas les tenir, jusqu'à preuve du contraire, pour apocryphes ou, du moins, très suspects ? Comment ne pas être confondu de la facilité avec laquelle les meilleurs esprits se laissent égarer et égarent si souvent les autres, quand ils sont prévenus ; comment ne pas ressentir une affliction profonde de voir des questions de salut public obscurcies par des hommes qui sont à l'avant-garde de l'humanité ?...

Il ne nous reste plus maintenant qu'à nous résumer et conclure. Mais, cet ouvrage devant être notre dernier mot sur la question du choléra, nous croyons devoir donner préalablement, *in extenso*, les deux rapports faits au Conseil d'hygiène et de salubrité de la Seine par les docteurs Vernois, en 1869, et Devergie, en 1874.

PRÉFECTURE DE POLICE

CONSEIL D'HYGIÈNE ET DE SALUBRITÉ DE LA SEINE

Rapport de M. le docteur Vernois sur la préservation du choléra chez les ouvriers qui travaillent le cuivre.

Paris, le 26 juin 1869.

« Monsieur le préfet,

« Par une lettre adressée à M. le vice-président du Conseil de salubrité, en date du 15 mai dernier, vous avez de nouveau saisi ce Conseil de la question de la préservation du choléra par le cuivre.

« Cette question présente trois points principaux :

« 1° Préservation des ouvriers travaillant ou ayant longtemps travaillé le cuivre et ses diverses préparations;

« 2° Traitement des cholériques par les sels de cuivre;

« 3° Traitement prophylactique du choléra par les mêmes préparations administrées à petite dose.

« De ces trois points, les deux derniers appartiennent presque exclusivement à la médecine et échappent aux travaux ordinaires des conseils d'hygiène.

« Le premier, au contraire, peut être étudié avec avantage par ces mêmes conseils, à l'aide des statistiques et des enquêtes dont les éléments sont spécialement recueillis par votre préfecture.

« C'est de lui seul qu'il sera parlé dans ce rapport.

« Dans la séance du 18 octobre 1867, le Conseil de salubrité a donné son avis sur l'ouvrage de M. le docteur Burq ayant pour titre : *Du cuivre contre le choléra au point de vue prophylactique et curatif.* Les conclusions du rapport de notre collègue M. Michel Lévy étaient les suivantes :

« Remercier M. le docteur Burq de sa communication;

« L'engager à s'adresser à l'Académie de médecine, où une commission spéciale du choléra est instituée pour ce genre de recherches ;

« Enfin, le cas échéant d'un retour épidémique du choléra, fixer l'attention des médecins sur les professions à cuivre, et demander aux établissements où elles s'exercent des bulletins statistiques spéciaux qui permettent d'y préciser la marche et le résultat de la maladie. »

« Ces conclusions, portées à la connaissance de M. Burq, l'ont amené à demander à l'administration de vouloir bien l'aider à compléter son travail en utilisant les documents statistiques que possède la Préfecture de police. Il lui a semblé que, sans attendre le retour d'une épidémie cholérique, on pouvait mettre à profit tous les enseignements du passé pour établir ou infirmer ce fait annoncé par lui, que les ouvriers en cuivre jouissent d'une immunité presque entière au milieu des épidémies cholériques.

« Vous avez accédé, monsieur le préfet, à la demande du docteur Burq : il s'est livré à de longues et minutieuses recherches et investigations au sujet de chacun des individus, suspects de cuivrerie, figurant sur les bulletins dressés par la préfecture comme ayant exercé des professions relatives au travail des métaux.

« Le nombre des personnes appartenant à ces professions et ayant succombé au choléra, pendant les années 1865-1866, époque où les bulletins ont été bien dressés, est de 404 ; mais il est évident qu'il faut défalquer de ce nombre les enfants, les ouvriers sur d'autres métaux que le cuivre, ainsi que les ouvriers qui, par suite d'indications insuffisantes, ont été compris au nombre des ouvriers en cuivre, tandis qu'ils travaillaient le fer ou d'autres métaux ; c'est vers ce but que M. le docteur Burq a dirigé ses recherches. Vous les avez fait contrôler et compléter, pour le plus grand nombre, au moyen d'enquêtes spéciales dirigées par MM. les commissaires de police. M. Burq vous a fourni en outre des déclarations nombreuses, données par des chefs d'établissements, qui paraissent offrir toutes les garanties d'authenticité désirables.

« Ce travail est considérable et a demandé un temps fort long. Il résulte des renseignements ainsi recueillis et contrôlés que le nombre des ouvriers en cuivre, morts du choléra, et ayant par conséquent, d'après les idées du docteur Burq, eu des droits à la préservation, et dont les circonstances de décès doivent être discutées, se répartit ainsi qu'il suit :

« Année 1865. — Ciseleurs, 3. — Opticien, 1. — Polisseur, 1. — Tourneurs, 3. — Total, 8.

« Année 1866. — Ciseleurs, 4. — Aide-facteur d'instruments de musique, 1. — Fondeur, 1. — Robinetier, 1. — Tourneur, 1. — Total, 8.

« Plusieurs de ces décès, par les circonstances dans lesquelles ils se sont produits, soit que les ouvriers morts aient été en chômage, au moment où ils ont été atteints, soit qu'ils aient vécu dans des conditions d'hygiène déplorables, ont donné lieu à des observations judicieuses du docteur Burq qui a cherché à établir que si lesdits ouvriers avaient succombé, c'est parce qu'ils avaient perdu, pour la plupart, tout à fait ou en partie les droits qu'ils pouvaient avoir à la préservation.

« L'importance du nombre des ouvriers en cuivre s'établit approximativement de la manière suivante. D'après le recensement de 1866, la population masculine des ouvriers travaillant dans les métaux s'élève à 122,838. Le nombre et l'importance des industries qui emploient le cuivre, autorisent à penser qu'on n'exagère pas le nombre des ouvriers qu'elles occupent, en l'élevant au quart — M. le rapporteur se trompe, c'est un tiers qu'il aurait dû dire — de la population occupée dans les industries métalliques, c'est-à-dire à 30,709. C'est à ce chiffre que s'est arrêté le docteur Burq, mais il faut en déduire les enfants qui s'y trouvent compris et qui ne peuvent figurer comme ouvriers. Or la population masculine de Paris étant de 904,667 individus, et les enfants au-dessous de 12 ans étant au nombre de 136,949, ils forment un peu plus du septième de cette population. Si l'on prend maintenant le septième de 36,700, nombre total des ouvriers travaillant le cuivre, on trouve 4,387 et il reste pour la population réelle, probable, des ouvriers en cuivre, le chiffre de 26,322. — Ce chiffre est trop faible ; on verra, en effet, par le tableau qui va suivre, que les divers ouvriers en cuivre de Paris étaient au moins au nombre de 35,000 en 1865. — Le nombre des décès cholériques chez les ouvriers en cuivre ayant été de 8 pour chacune des deux dernières épidémies, il suit que la mortalité de ces ouvriers a été de 0,30 sur 1,000 ou de 3 sur 10,000, nombre qui placerait cette population parmi les professions les plus épargnées et dans des conditions tout à fait exceptionnelles.

« Voici, du reste, un tableau qui montrera l'influence de la manipulation du cuivre sur les ouvriers atteints par le choléra. Il est extrait des archives du bureau de statistique de l'Assistance publique, et dressé, *après enquête*, par catégories plus ou moins disposées à la préservation, par les quantités de plus en plus grandes de métal employé et susceptible d'être absorbé.

1° *Préservation du dernier degré :* Bijoutiers sur or. — Graveurs sur or. — Orfèvres sur argent. — Graveurs sur argent. — Horlogers.	Population : 11,500 16 cas 1 sur 719	Ensemble — Population 37,000, 29 cas : 1 sur 1,270 (Les ouvriers sur fer ou sur acier, au nombre de 28,000, ont eu 202 cholériques ou 1 cas sur 139. 7,500 ouvriers sur d'autres métaux en ont eu 42, ou 1 cas sur 178. VB.)
2° *Préservation du 3e degré :* Fabricants d'œillets métalliques. — Graveurs sur cuivre. — Bijoutiers en doublé. — Polisseurs au gras. — Lamineurs. — Monnayeurs.	Population : 6,000 6 cas 1 sur 1,000	
3° *Préservation du 2e degré :* Fondeurs. — Robinetiers. — Lampistes, ciseleurs, monteurs et tourneurs en bronze. — Fabricants d'appareils à gaz. — Orfèvres en faux. — Cuivriers.	Population : 14,000 7 cas 1 sur 2,000	
4° *Préservation du premier degré :* Opticiens en cuivre. — Fabricants d'instruments de mathématiques. — Polisseurs à sec. — Estampeurs. — Tourneurs. — Repousseurs. — Fabricants d'instruments de musique. — Chaudronniers.	Population : 5,650 0	

« Partout ailleurs, le chiffre pour cent de mortalité est 10, 20, 30, 40 fois plus considérable.

« Un des documents les plus importants joints à cette *immense* enquête, est celui qui relate l'influence qu'ont exercée les diverses épidémies de choléra, à Paris, sur les membres de la Société dite du *Bon Accord*, fondée en 1819, exclusivement composée d'ouvriers tourneurs, monteurs et ciseleurs en bronze, dont les registres médicaux sont parfaitement tenus :

Choléra de 1832 — 125 membres — 0 décès.
— 1849 — 304 membres — 1 décès, mais arrivé chez un sociétaire qui avait quitté la profession de ciseleur depuis deux ans et demi.

Choléra de 1853-1854 — 294 membres — 0 décès.
— 1865 356 membres — 0 décès.
— 1866 357 membres — 0 décès.

« M. le docteur Burq a complété ses recherches par l'énumération des travaux publiés par un certain nombre de ses confrères, et qui, sans s'être concertés, arrivent à mettre en lumière un grand nombre de faits analogues de préservation. Je citerai le docteur de Pietra-Santa (ouvriers en cuivre de la prison des Madelonnettes); Magnus-Huss, de Stockholm (mineurs en cuivre); le professeur Pécholier (ouvrières en verdet de Montpellier); l'ingénieur Cassiano del Prato (ouvriers mineurs en cuivre à Tinta, en Espagne); les docteurs Gallarini et de Rogatis (ouvriers en cuivre à Florence, à Naples), etc., etc.

« J'ai parcouru, monsieur le préfet, et lu avec la plus grande attention toutes les parties principales de cette enquête. Au point de vue médical et hygiénique, elle est très remarquable. Plus que toute autre, elle offre ce caractère particulier d'authenticité que le docteur Burq n'a fait qu'analyser les documents recueillis par d'autres mains que les siennes; que sa base d'opération a été surtout la statistique dressée par l'Assistance générale et par votre préfecture, que vos agents ont contrôlé eux-mêmes les résultats annoncés par M. Burq. Quelque extraordinaire au premier abord que puisse paraître l'action du cuivre contre l'invasion du choléra, les faits sont si nombreux, étudiés avec tant de soin, qu'on ne saurait nier, au moins jusqu'à ce jour, à Paris, le fait même de la coïncidence du petit nombre de cholériques avec les professions à cuivre. L'hygiène doit s'empresser d'enregistrer ces résultats, et d'étudier la question de savoir quel parti et quelle application utile on en pourra tirer.

« Il serait prématuré aujourd'hui de déterminer la mesure et la forme dans lesquelles le cuivre, dans le but de la préservation cholérique, devra être hygiéniquement employé et conseillé, mais il ne sera que juste d'applaudir au travail considérable accompli par le docteur Burq, de dire que les résultats statistiques obtenus sont très intéressants, et que, si les faits obtenus ultérieurement sont conformes à ceux déjà recueillis, ils devront ouvrir à la prophylaxie du choléra une voie nouvelle et salutaire.

« VERNOIS.

« Lu et adopté dans la séance du 9 juillet 1869.

« *Le vice-président*, « DELPECH.

Le secrétaire, LASNIER. »

En résumé, d'une part, 7 cas de choléra dans tous les hôpitaux de Paris, pour 14,000 ouvriers fondeurs, tourneurs, monteurs, ciseleurs, etc., appartenant à ce que nous avons appelé la préservation du 2e degré, ou 1 cas sur 3,000 environ; ni mort ni malade pour 5,650 opticiens, fabricants d'instruments de musique, estampeurs, tourneurs, repousseurs et chaudronniers (préservation du 1er degré); tandis que 202 cas pour 28,000 ouvriers, de professions similaires sur le fer et vivant de la même vie, — serruriers, mécaniciens, fondeurs et chaudronniers en fer, etc., — ou 1 cas sur

135 ; et 42 cas pour 7,500 ouvriers sur d'autres métaux, — zingueurs, plombiers, potiers, étameurs, — ou 1 cas sur 178 ; et ensemble 1 cas sur 145.

Et, d'autre part, 16 décès en tout pour 37,000 ouvriers en cuivre de toute sorte, dont quatre seulement (2 ciseleurs et 2 tourneurs) n'avaient rien fait pour compromettre les droits qu'ils pouvaient avoir à la préservation, et qui sont comme 4 vaccinés qui auraient pris la petite vérole ; tandis que, en 1865 seulement, 14 décès pour 1,900 à 2,000 chaudronniers, tôliers, étameurs ou marchands, c'est-à-dire deux fois la moyenne ; tel est, en définitive, le passif respectif des ouvriers en métaux dans le bilan officiel des deux épidémies de 1865-1866 !!...

Rapport de M. Devergie.

« *Moyens préventifs et curatifs du choléra.* — De 1865 à 1868, M. le Dr Burq avait été amené, à la suite de longues et minutieuses recherches, à affirmer l'action prophylactique et curative du cuivre contre le choléra, et il avait présenté à ce sujet à la Préfecture de police, des mémoires dont notre regretté collègue, M. le Dr Vernois, a rendu compte dans son rapport inséré dans les travaux du Conseil d'hygiène, de 1867 à 1871, pages 32 et suivantes.

« A la date du 15 mars 1874, M. le Dr Burq adressa au Conseil d'hygiène un nouveau mémoire contenant ses observations pendant la petite épidémie de 1873.

« Il établit qu'en 1873 pas un décès cholérique n'a eu lieu chez les ouvriers en cuivre en activité de travail, même parmi ceux placés, comme les graveurs et les horlogers, au plus bas de l'échelle de préservation ; et cependant, ajoute-t-il, toutes proportions gardées, ces ouvriers auraient dû compter de huit à neuf décès. Cette immunité, sans doute, n'a point par elle-même une grande importance, puisque l'épidémie de 1873 a été des plus bénignes, sinon sous le rapport de la gravité de la maladie, du moins par le petit nombre des victimes. Cependant, si on rapproche cette immunité de tous les faits précédemment constatés, on ne saurait nier, suivant l'expression de M. le Dr Vernois, la persistance de la coïncidence du petit nombre de décès cholériques dans les professions à cuivre.

« M. le Dr Devergie, en remplacement de M. Vernois, empêché par la maladie, a été chargé par le Conseil d'examiner les nouveaux travaux de M. le Dr Burq.

« Il fit remarquer tout d'abord que les ouvriers en cuivre n'avaient pas seuls le bénéfice de cette immunité : les tanneurs, les vidangeurs, et, d'après de récentes constatations, les fondeurs en fer et les charbonniers auraient aussi, par le seul fait du milieu ambiant dans lequel ils vivent, l'avantage d'être préservés du choléra (1).

« M. Devergie fit observer ensuite que pendant l'épidémie cholérique de 1866, M. le Dr Burq avait obtenu de M. Horteloup, médecin de l'Hôtel-Dieu, la facilité d'administrer aux malades qui lui étaient confiés des préparations de cuivre, et que les résultats de ces expériences ont été absolument négatifs. — Le docteur Devergie s'est fait ici l'écho d'une opinion qui a couru et qui n'est rien moins que fondée, nous l'avons démontré p. 46 et suivantes. — « Au surplus notre rapporteur n'admettait pas les assertions trop affirmatives du Dr Burq, sur la non-toxicité des sels de cuivre, comme on l'avait entendue jusqu'alors. Il rappela des faits incontestables consignés dans des traités de matière médicale, de thérapeutique, de toxicologie et de médecine légale, desquels il résulte que le cuivre et ses composés ont souvent déterminé des accidents graves et même la mort. A son avis, des expériences pratiquées sur des animaux, et surtout sur des chiens qui vomissent si facilement et rejettent ainsi une notable partie des substances ingérées, ne présentent pas assez de garanties pour faire appliquer au traitement des hommes malades les substances dont il vient d'être parlé.

« M. Devergie conclut dans les termes suivants : Pour nous résumer, nous rappellerons que depuis dix-huit ans — depuis 23 ans, à cette époque, et non pas seulement 18, — le Dr Burq poursuit avec une grande persévérance la démonstration de ce fait, que les fondeurs en cuivre jouissent d'une immunité constante, lorsqu'ils continuent leur travail pendant les épidémies de choléra, et qu'il en est de même de tous les ouvriers qui, dans leur atelier, se trouvent au milieu d'une atmosphère cuivreuse ; mais qu'en ce qui concerne les conclusions hygiéniques et thérapeutiques que M. le Dr Burq a tirées de son observation, le Conseil ne saurait entrer dans cette voie, attendu qu'il appartient à la clinique médicale de reconnaître auparavant si ces indications sont fondées, ce qui n'a pas encore été fait.

« Le Conseil, tout en remerciant M. Burq de ses très intéressan-

(1) Nos recherches ont établi que c'est là une très grande erreur, au moins pour les vidangeurs, les tanneurs et les fondeurs en fer. Pour les charbonniers, nous ne pouvons en rien dire.

tes communications, approuve ces conclusions. » (V. Rapport général sur les travaux du Conseil d'hygiène, par M. F. Besançon, secrétaire, depuis 1872 jusqu'à 1877 inclus, p. 97 et suivantes.)

Il est dit ensuite, page 36 : « Immédiatement après le rapport de M. Vernois sur la préservation du choléra, M. le préfet de police en adressa un exemplaire à M. le ministre de l'agriculture et du commerce. *Aucune réponse ne fut envoyée à la Préfecture.* »

Comment en eût-il été autrement puisque cet acte de justice tardive du Conseil d'hygiène était la condamnation formelle de son rival omnipotent, le Comité consultatif qui siège au Département de l'Agriculture et du Commerce, dans cette lamentable affaire du cuivre. Seulement ce qui est particulièrement piquant, c'est que plusieurs membres de ce même comité qui s'était montré toujours si sourd à tous nos travaux, faisant aussi partie du Conseil d'hygiène, durent entendre la lecture du rapport de M. Vernois et en adopter les conclusions.

Le Rapport de M. Vernois passa à peu près inaperçu. C'était le bon temps où un membre de l'Académie de médecine traitait nos armatures d' « *innocentes amulettes* », où l'un de ses honorables collègues proposait au Bureau de rayer notre nom de la correspondance, et où certains journaux faisaient chorus. Mais un des représentants les plus autorisés de la presse médicale, le très regretté Marchal de Calvi, dont le cœur était aussi chaud que généreux, parla pour ses confrères. Déjà le 10 octobre, dans la *Tribune médicale,* il s'écriait :

« Je me fais honneur de n'avoir pas attendu les augures pour reconnaître l'importance des recherches du docteur Burq sur la prophylaxie du choléra par le cuivre, et j'enregistre tout aussitôt qu'il me parvient le rapport de M. Vernois.

« Un premier rapport sur les travaux du docteur Burq avait été présenté au Conseil de salubrité, et l'on y remarque avec étonnement cette conclusion : « L'engager (M. Burq) à s'adresser à l'Académie de médecine, où une Commission spéciale du choléra est « instituée pour ce genre de recherches. »

« Dans une question de prophylaxie, dans une question de salubrité d'une telle portée, cette sorte de déclaration implicite d'incompétence du Conseil de salubrité de Paris, est, en effet, bien surprenante...

« Ce n'était pas assez, paraît-il, des hécatombes de 1832, 1849, 1853-1854, 1865-1866, et il aurait fallu attendre, pour vérifier une solution à laquelle peut être attaché le salut de milliers de citoyens, qu'une nouvelle témérité administrative ouvrît toutes grandes les portes de la France au fléau. M. Burq, qui a la tenacité du Breton (sans affirmer qu'il le soit), et qui, dans cette étude, a fait preuve d'une persévérance admirable, ne pouvait admettre qu'il fût nécessaire d'attendre le mal quand il s'agissait de le prévenir. Ç'a été aussi l'opinion de M. Vernois, qui l'exprime, comme on va voir, avec le degré de malice que comporte le style médico-administratif. Je laisse la parole à ce confrère distingué et consciencieux :

« Il lui a semblé (à M. Burq) que, *sans attendre le retour d'une nouvelle épidémie cholérique*, on pouvait mettre à profit les enseignements du passé pour établir ou infirmer ce fait annoncé par lui, que les ouvriers en cuivre jouissent d'une immunité presque entière au milieu des épidémies cholériques.

« Rien de plus urgent, au contraire, aujourd'hui surtout que, par suite du percement de l'isthme de Suez, le port de Marseille est à VINGT-NEUF jours de distance du foyer indien.

« Peut-on réaliser l'imprégnation du corps par le cuivre, telle qu'elle se produit chez les ouvriers qui mettent en œuvre ce métal? Se bornera-t-on à l'usage d'une armature? Administrera-t-on un sel cuivrique dans une potion ou en pilules?

« Au lieu d'ajourner les recherches, il faudrait les instituer le plus tôt possible, en profitant de toutes les occasions, fût-ce loin de France et de l'Europe.

« Le conseil de salubrité avait sous la main tous les documents propres à la solution de la question. Il a fallu qu'un étranger fécondât ces matériaux. M. Burq a fait à lui seul la besogne du conseil, comme M. Littré a fait à lui seul la besogne de l'Académie française. Pourquoi ce désistement du conseil dans un sujet de si haute importance? Parce que les *Conseils*, les Comités *consultatifs* ne délibèrent que lorsqu'on les *consulte* et sur les points qu'on leur défère, ce qui naturellement affaiblit leur initiative, si distingués ou même si éminents que soient les membres qui les composent.

« Encore une fois, il faut une administration de la santé publique, comme il y a une administration du timbre, des domaines, etc.

« M. Vernois n'a pas marchandé les éloges à M. Burq. Il a fait ressortir avec impartialité l'*immensité* du travail auquel cet observateur infatigable, autant que perspicace, s'est livré depuis un si grand nombre d'années. En présence du résultat officiellement proclamé de ces longues et pénibles recherches, l'autorité, qui représente la société, a une dette à acquitter vis-à-vis du libre travail représenté par M. Burq.

« MARCHAL (DE CALVI). »

Cet acte de justice que Marchal de Calvi réclamait pour nous en 1859, c'est treize années après seulement qu'il fut accompli, et c'est à la République que nous le devons!... Espérons que le professeur H. Bouley tiendra à honneur d'associer ici son nom à celui de son éminent collègue, le professeur Paul Bert, qui inaugura presque son entrée au ministère de l'instruction publique par un acte de réparation qui nous remplit le cœur d'une reconnaissance sans bornes qui ne s'éteindra qu'avec notre vie.

CONCLUSIONS

Choléra. — Des milliers de faits relevés en France, en Italie, en Espagne, en Suède, en Angleterre, en Russie, en Turquie et jusque dans le berceau du fléau indien, à Bagdad, par des médecins, des savants, des ingénieurs et des observateurs de toute sorte ; une enquête de la Préfecture de police après l'épidémie de choléra de 1865-1866 ; une réfutation en règle de toutes les allégations contraires qui nous ont été récemment opposées, — nous exceptons les faits envoyés du Caire sur lesquels nous n'avons point encore pu faire la lumière ; — enfin, le concensus unanime de tous les innombrables bénéficiaires de l'action prophylactique du cuivre ont rendu désormais indéniable cette proposition, à savoir :

Les ouvriers en cuivre sont respectés par le choléra, en proportion du degré de leur imprégnation cuprique *au moment même où il sévit* : il peut y avoir des exceptions sans doute, nous en avons cité nous-même 16 pour l'épidémie de 1865-1866, mais ces exceptions sont, pour le moins, aussi rares que les cas d'individus bien et dûment vaccinés qui contractent encore la petite vérole, et le plus souvent trouvent leur explication, quand on y regarde de près, soit dans une imprégnation cuprique rendue insuffisante par le genre d'industrie, par l'isolement des ouvriers, par leur travail à l'air libre, etc., soit dans une imprégnation plus ou moins atténuée ou même perdue par le chômage, par le mélange de poussières de fer à celles de cuivre, etc., soit dans une cause quelconque à action inverse, telle que des infractions graves aux lois de l'hygiène, des purgations intempestives, une profonde perturbation morale, etc.

Nos recherches sur la préservation professionnelle ont eu ce premier résultat pratique, qui suffirait à lui seul pour ne pas nous faire regretter tout le temps que nous y avons consacré et nous consoler de toutes les amertumes qu'elles nous ont suscitées, c'est que les ouvriers en cuivre, qui sont légion dans l'industrie du Vieux et du Nouveau monde, ont, au moins en France, traversé généralement les dernières épidémies de choléra avec une sérénité, une tranquillité d'esprit dont il nous fut donné plus d'une fois d'être personnellement témoin. C'est ainsi, nous l'avons dit, que lors de la terrible épidémie qui régna à Toulon en 1865, nous vîmes les cuivreux de l'Arsenal, au nombre de 200 à 300, rester *tous fidèles* à l'atelier qui les protégeait, ils le savaient par nos publications et par les souvenirs d'accord qui leur étaient restés des épidémies antérieures, tandis que les autres ouvriers s'enfuyaient dans la campagne et les bois d'alentour.

Nos travaux ont eu encore ce résultat d'appeler l'attention sur les propriétés antiseptiques des sels de cuivre et de les faire classer, à ce point de vue, immédiatement après ceux de mercure, d'or et d'argent par les chimistes et les hygiénistes, si bien qu'ils figurent aujourd'hui dans toutes les instructions des Comités et Conseils d'hygiène au premier rang des désinfectants. De plus, la clinique est venue démontrer sur une grande échelle que l'obstétrique pouvait demander, d'ores et déjà, aux lavages au sulfate de cuivre de grands services, en attendant ceux qu'ils pourront aussi procurer à la chirurgie en lieu et place de l'acide phénique, qui a les inconvénients que l'on sait et qui, d'ailleurs, est trois fois moins aseptique que le cuivre. (*Miquel.*)

Prophylaxie. — Cela étant, est formellement indiquée la préservation cuprique artificielle, non point celle demandée à des espèces d'amulettes, comme les plaques en cuivre dont M. le professeur Vulpian a entretenu l'Académie des sciences au nom de M. Lamm, (de Stockholm), ou à des *à peu près* comme les faibles doses de bioxyde de cuivre dont l'infortuné Thuillier fit exclusivement usage (la somme totale de bioxyde prise en 64 jours ne dépassa pas 5 grammes), mais une préservation cuprique sérieuse, capable de mettre, dans le plus bref délai possible, l'organisme dans les même conditions d'imprégnation cuprique que celui des ouvriers en cuivre les plus épargnés.

Pour l'obtenir on aura recours aux moyens suivants :

A. Administration, tous les jours et d'avance, d'une préparation de cuivre appropriée à dose progressive par la bouche ou par le rectum : un quart de lavement, matin et soir, avec un verre d'eau froide ou tiède contenant, pour les adultes, de 15 à 20 centigrammes de sulfate de cuivre, qu'on gardera, aura l'avantage de donner lieu à une imprégnation cuprique plus rapide et, de plus, d'offrir le meilleur moyen de prévenir la contamination par les matières fécales en désinfectant celles-ci à leur origine même par un agent dont la puissance antiseptique est aujourd'hui reconnue.

B. Inhalations cupriques, la nuit, en faisant brûler dans une de ces lampes à alcool qui se trouvent partout, placée sur une table au voisinage du lit, de l'alcool ou de l'esprit de bois contenant un dixième de chlorure de cuivre ;

C. Applications de cuivre sur le corps, larges et permanentes, soit en nature, —*armatures ad hoc, sous* cousus sur des lanières en peau à l'aide de fils en croix, ou *plaques* attachées par des rubans, — soit sous forme de sel soluble au moyen de gilets, chemises ou ceintures teintes fortement avec le sulfate de cuivre.

D. Lavages fréquents des vases de nuit, des cabinets et des éviers, avec une solution de sulfate de cuivre au centième.

E. Construction des baraquements avec des planches injectées de cuivre par les procédés usuels, ainsi que nous l'avons déjà demandé à l'autorité compétente, et dans ceux plus spécialement destinés aux cholériques, teinture au cuivre, en vert ou en bleu, de la literie, des couvertures surtout.

La préservation, à la fois *intus et extra*, s'impose d'autant plus qu'il résulte d'observations parallèles que l'immunité conférée par le cuivre *ne coûte rien* à la santé de ses bénéficiaires, et qu'une longue expérience nous a prouvé personnellement que la préservation artificielle *intus*, sagement conduite, ne saurait elle-même avoir aucun inconvénient sérieux.

Traitement. — D'autre part, la pratique a démontré :

1° Que le cuivre en nature appliqué largement, sous n'importe quelle forme, au besoin même sous celle de simples ustensiles de ménage, est souverain contre les crampes et les autres phénomènes nerveux propres au choléra. Outre leur efficacité, dont le professeur Rostan a si bien témoigné dans ses leçons cliniques sur le choléra de 1849, ces applications ont le très grand avantage, sur les frictions de toute nature, qu'elles ne nécessitent aucun personnel spécial et n'exposent point les assistants aux mêmes dangers ;

2° Que les sels de cuivre administrés à haute dose, en potion et en lavements, lorsque l'absorption peut encore se faire, ou peut-être même en injections sous-cutanées (avec une solution de sulfate de cuivre au centième), quand le malade est déjà entré dans la période algide ou y touche, sont, malgré toutes les assertions contraires, le traitement le plus efficace à opposer au choléra lui-même.

Cela ressort aussi bien des expériences faites à l'Hôtel-Dieu en

1866, sous la direction d'Horteloup, quand on pèse les faits sans parti pris et qu'on n'a égard qu'aux cas où la guérison était encore possible, que des résultats qu'a donnés le sulfate de cuivre entre les mains des docteurs Lisle, à Marseille ; Pellarin, Blandet, Arnal, Berger, Groussin, Baudin, à Paris ; Dufraigne, à Meaux, etc., etc.

Fièvre typhoïde. — Les observations récentes ajoutées à celles déjà nombreuses qui les avaient précédées, ont démontré encore que l'imprégnation cuprique professionnelle préserve aussi de la fièvre typhoïde, *sous les mêmes réserves* et *exceptions* que dessus ; que, lorsqu'il en fut autrement, on est autorisé à croire que cela tenait à des causes locales agissant en sens inverse, par exemple à l'infection par les eaux de consommation (*Bornel*), ou par les canaux et bouches d'égouts (*Villedieu*), ou bien à une imprégnation cuprique insuffisante.

De plus, des faits malheureusement jusqu'à ce jour trop clairsem(parce qu'ils n'ont éveillé aucun écho parmi les médecins qui sont les mieux placés pour s'assurer si les *espérances* nées de ces faits sont fondées, tendent à démontrer que les sels de cuivre sont appelés à rendre dans le traitement de la fièvre typhoïde des services non moins signalés que contre le choléra.

Variole. — Ce que nous venons de dire pour la préservation de la fièvre typhoïde, s'applique aussi à la variole. Dans tous les grands ateliers parisiens, où le travail du cuivre tient une grande place, cette maladie est à peu près inconnue, et elle ne paraît avoir sévi épidémiquement dans les centres industriels où les cuivreux sont en nombre que lorsque, indépendamment des causes locales rapportées plus haut, l'imprégnation cuprique avait été perdue par le chômage. Quand on considère, notamment, ce qui s'est passé à Villedieu à l'époque de la guerre, il est impossible de ne point être frappé de ce fait que, malgré l'avalanche de contages qui y avaient été apportés par des soldats varioleux évacués des hôpitaux de Cherbourg, la mortalité suivit toutes les progressions du chômage de l'industrie locale. Quand il en fut autrement, nous voulons dire lorsque la variole régna épidémiquement dans un centre cuivreux, quoique les conditions du travail fussent restées les mêmes, comme à Durfort en 1856, n'est-il point encore remarquable au premier chef : d'abord que ce fut précisément chez des ouvriers travaillant par petits groupes et même très souvent tout seuls, en plein air, absorbant simultanément une très notable quantité de poussières de fer et, partant, insuffisamment imprégnés, et ensuite que l'affection n'ait eu alors *aucune* conséquence grave ?

Diphtérie. — Cette maladie a donné lieu à des observations d'immunité conformes aux précédentes. Mais ici les faits sont encore en trop petit nombre pour rien conclure. Nous en dirons autant pour le *charbon*, la *scarlatine*, la *rougeole*, etc., etc.

Nous ne croirons pas cependant sortir de la réserve voulue, si nous disons : peut-être bien le cuivre se comporte-t-il vis-à-vis des différentes maladies à microbes comme il agit universellement contre tous agents de destruction vivants ou autres dans les traverses de chemin de fer, dans les poteaux télégraphiques, dans le blé, dans les bâches, etc., qui en ont été imprégnés. Les succès si remarquables que la solution de sulfate de cuivre au centième a donnés en lavages à la Clinique d'accouchements, entre les mains du docteur Charpentier, dans le traitement préventif des accidents puerpéraux, en est une preuve de plus. Mais, à Dieu ne plaise que nous fournissions des armes aux anticupristes en voulant trop généraliser, trop céder à ce qui peut ne paraître qu'une vue de l'esprit. Ici, redisons-le, la question est à peine née, mais déjà le chemin est grandement ouvert sur les points principaux qui peuvent conduire à sa solution et tracé sur d'autres.

Que les hommes de bonne volonté, qui viendront après nous, s'y engagent et ils y trouveront une ample moisson, nous avons les meilleures raisons de l'espérer. Ils n'auront pas besoin pour cela de courir aux antipodes. Les grandes villes civilisées, où les observations peuvent se faire sur une vaste échelle et qui offrent les ressources d'un contrôle relativement facile, quand il s'agit de faits actuels, leur suffiront pour résoudre cet important problème : Le cuivre est-il *oui* ou *non* un agent préventif général des affections zymotiques? Paris, en particulier, avec ses trente à quarante mille ouvriers en cuivre, présente sous ce rapport des ressources uniques.

Quant à nous, nous croyons en avoir ici fait assez.

Pour aller plus loin, pour continuer ce rôle de sisyphe que nous accomplissons, depuis plus de trente années, les forces et le temps d'ailleurs nous manquent, et ce qui peut nous en rester nous devons le réserver pour parachever l'œuvre dont la question du cuivre n'est qu'une annexe et traiter d'autres sujets qui sont restés en souffrance dans nos cartons depuis plus d'un quart de siècle.

Nous aurons donc fini notre tâche lorsque nous aurons remercié tous ceux, médecins, savants, magistrats, journalistes, grands et petits industriels, ouvriers même, qui nous ont aidé à l'accomplir, ce que nous faisons de grand cœur sans désigner personne, parce que la liste serait trop longue et que nous pourrions encore commettre des oublis, et quand nous aurons dit :

En notre âme et conscience nous avons fait de notre mieux pour faire ici la lumière, nous avons exposé loyalement tous les faits, et si nous en avons omis ou si nous avons commis quelque erreur, omission et erreur ont été involontaires.

Cette déclaration n'est pas faite pour les hommes foncièrement hostiles, ni pour ceux aux idées étroites dont le siège est fait, et ce n'est point non plus pour les premiers ni pour les seconds et, encore moins, pour les impuissants qui ne savent que dénigrer les œuvres d'autrui que nous avons écrit cet ouvrage. Il ne s'adresse qu'aux hommes de cœur qui ont en honneur le travail libre et l'indépendance la plus absolue, et respectent les convictions d'autrui ; qui n'ont pas besoin pour faire fête à une vérité nouvelle qu'elle ait été proclamée *ex cathedra* et pensent que certains *princes de la science* perdent souvent à être regardés de trop près. Ce sont ces hommes seulement que nous avons voulu convaincre ; c'est pour obtenir leurs suffrages en même temps que faire œuvre utile à tous que nous nous sommes donné tant de peine.

Nous avons plusieurs fois, dans le cours de cet ouvrage, parlé du Comité consultatif d'hygiène et montré qu'il ne fut rien moins que juste à notre égard. Mais, qu'on ne s'y trompe pas, nous n'avons visé que l'ancien Comité, celui qui ne voulut jamais rien entendre sur la préservation cuprique parce que son président s'était prononcé tout au début contre nos recherches. S'il reste encore parmi ses honorables membres des entêtés d'autrefois, qui ont dû se signer quand ils ont vu leurs collègues inscrire le sulfate de cuivre dans les prescriptions hygiéniques édictées contre le choléra, grâce à Dieu, le comité actuel, presque entièrement renouvelé, est composé aujourd'hui d'hommes éminents, — plus d'un veut bien nous honorer personnellement de sa bienveillance, — incapables de mettre la passion au-dessus des graves intérêts qu'ils ont mission de défendre, nous devions à la justice de le proclamer hautement.

FIN.

TABLE DES MATIÈRES

TRAITEMENT PAR LE CUIVRE

FAITS ET OBSERVATIONS

EXPÉRIENCES FAITES PAR HORTELOUP EN 1866

CHAPITRE II

Choléra, fièvre typhoïde, variole et diphtérie.

OUVRIERS EN MÉTAL BLANC

CHAPITRE III

Enquêtes complémentaires.

ACADÉMIE DE MÉDECINE

SOCIÉTÉ DE BIOLOGIE

Paris. — Typ. G. Chameroт, 19, rue des Saints-Pères. — 15575.

ERRATA

Des erreurs typographiques et une deuxième visite que nous venons de faire dans les ateliers de M. Marinoni, exigent que le commencement de la page 162 soit modifié, à partir de la troisième ligne, ainsi qu'il suit : « et son gendre, M. Michaud, qui est à la tête des ateliers, nous apprenait que le décédé était un pauvre ouvrier miné par la phtisie, qui naguère encore l'avait obligé de passer plusieurs mois à l'hôpital, gardé par commisération, qui ne travaillait que du fer et très exceptionnellement du cuivre. Et comme nous hésitions devant cette stupéfiante déclaration, M. Michaud fit appeler le contremaître, sous lequel était X..., et l'un et l'autre nous conduisirent à la place même qu'il avait occupée jusqu'au dernier jour, place au rez-de-chaussée encore vide à ce moment, et nous firent voir et toucher les pièces *exclusivement en fer*, des espèces de tringles à boulons, qu'il faisait depuis deux ou trois semaines, dont un certain nombre étaient encore inachevées. Puis, ces deux messieurs ajoutèrent : « Dans cette partie de nos ateliers tous les ouvriers, sauf 3 ou 4 sur environ 250, ne travaillent que le fer, — il nous suffit de regarder tout autour pour être certain qu'il en était réellement ainsi, — les tourneurs et limeurs en cuivre sont à part, dans l'étage au-dessus ; » et M. Michaud nous y fit monter... »

Plus bas, trente-deuxième ligne, lisez : « cet homme valétudinaire, qui n'avait presque jamais tourné ou limé que du fer... »

Paris. — Typ. G. Chamerot, 19, rue des Saints-Pères. — 16375.

www.ingramcontent.com/pod-product-compliance
Ingram Content Group UK Ltd.
Pitfield, Milton Keynes, MK11 3LW, UK
UKHW020325230726
13925UKWH00002B/632